ナース・研修医の

世界でいちばん血ガスがわかる、使いこなせる本

日本大学医学部 救急医学系救急集中治療医学分野
医療法人弘仁会板倉病院 救急部部長
古川力丸
Kogawa Rikimaru

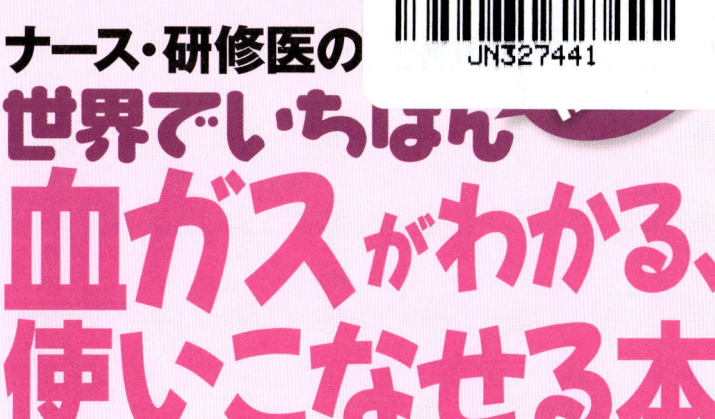

MC メディカ出版

はじめに

この本を手に取っていただき、ありがとうございます。

前作『世界でいちばん愉快に人工呼吸管理がわかる本』の出版からはや3年。満を持しての、世界でいちばん〜シリーズの第2作です。「世界でいちばん〜」なんて大風呂敷を広げちゃって大丈夫なの？ なんて、何度も言われましたが、ここまでは大丈夫。安心してください。2作目までは十分に自信があります。問題は……第3作目でしょうか。乞うご期待！

さて、今回のテーマは、「血液ガス分析検査、略して血ガス」。すでに血ガスを読める方は、こんな題名の本を手に取ることはないでしょうから、この本を手に取ったみなさんは血ガスが読めない、不安がある方々……ということになります。血ガスなんて、15分もあれば、だれだって読めるようになります。血ガスが読めないだなんて、もったいない。血ガスは、気軽に読めて、手足のごとく使いこなせる、治療に、ケアに生かせることが大切です。

当初の企画では、「世界でいちばんわかる」血ガスの本ということで、わずか5ページのペラッペラの本の予定でした。ですが編集担当者から、「いくらわかりやすくても5ページの本は売り物にならない……」と言われ、泣く泣く加筆に加筆を重ねてこんな本になりました。

じゃあ、5ページ以外のおよそ120ページ分はどんな内容なの？

というと、小難しい計算式は取っ払って（本当はページ稼ぎのために計算式をたくさん入れたかったのですが、あいにく覚えておりませんでしたので）、現場で血ガスが使いこなせるような、小ネタやコツについて書きつづってみました。

さっそく、血ガスを読んでみたくなった！
　　この患者さん、血ガスとってみた方がいいんじゃない？
　たぶん、代謝性アルカローシスになっているから血ガスとってみよう！

こんな身近な気分になって、ばりばりと現場で使いこなせるようになってもらえるとうれしいです。ぜひ、一度通読してみてください。まず読み始めてみれば、そのわかりやすさと楽しさに引き込まれるハズです。そして、全部読み終わったら、あなたは難なく血ガスが読めるようになっています。そしたらこの本は……もうあなたには必要ありません。大切な仲間にあげちゃってください。

誰にとっても血ガスがあまりにも身近になって、こんな本なんて忘れ去られてしまう日が来ることを願って。

2015年12月

　　　　　　　　　　　　　　　　　　　　　　　　古川力丸（こがわ りきまる）

CONTENTS

はじめに 3　　　登場人物 7

session 1 はじめに：血ガス検査ってなあに？ ——— 9

session 2 まずは、酸素化を評価しよう ——— 16

session 3 換気を評価しよう ——— 33

session 4 血ガス（酸塩基平衡）を読んでみよう ——— 39

session 5 代償反応を理解しよう ——— 50

session 6 血ガスを読んでみよう（練習編） ——— 60

session 7 換気管理の真髄 ——— 71

session 8 血ガスを読む、その先に…… ——— 82

session 9 サチュレーションあれこれ ——— 94

session 10 静脈血ガスのススメ ——— 106

EX シチュエーションあれこれ ——— 115

用語一覧 123　　　索引 124

CONTENTS

column

- PaO_2か、サチュレーションか、それが問題だ　30
- $A\text{-}aDO_2$ってなあに　31
- 先生、逆転してます！　37
- 乳酸値　49
- 代償限界、代償の予測式について　58
- 緩衝系について　69
- 呼吸商ってなあに　81
- アニオンギャップ　92
- ベースエクセス　93
- ヤバそうなんで、ちょっと右にずれてもらっていいですか？　104
- P_{50}（ピー・フィフティー）　105
- アシデミアでは、ふつうカリウムは高値である　113
- 小児、妊産婦　114
- ヤバい、アシドーシスだ！　メイロン、メイロン……　121

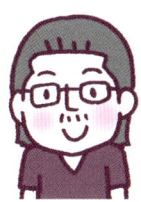

力丸先生
いわずと知れた、呼吸のスペシャリスト（たぶん）。人工呼吸と血ガスをしゃべらせたら、この人の右に出る者はいない（かもしれない）。別名：ICUの神さま。

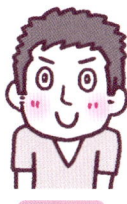

恋引先生
現在、力丸先生のもとをローテートしている研修医。おふざけが多いが、患者さんからは好かれている。アサリさんがちょっと気になる（でも、たぶん、アサリさんは力丸先生のことが好きなんだろうなー）。

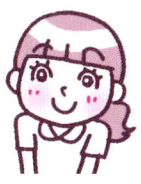

浅利さん
現場での患者さんとのやり取りが大好き。数値系はことのほか苦手で、血ガスとは距離をおいてはや5年。ICUの神さまの名づけ主（悟った感じとか、居眠りして動かない様子が銅像っぽくないですか？）。先日、酔っ払い患者さんが暴れたときに助けてくれてから、ちょっと恋引先生が気になっている。

session 1 はじめに：血ガス検査ってなあに？

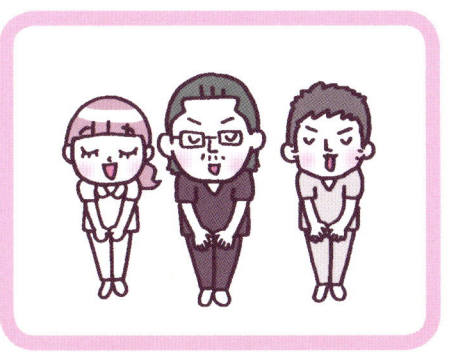

　はじめまして、の方もいれば前作『世界でいちばん愉快に人工呼吸管理がわかる本』以来でおひさしぶりの方もいらっしゃるでしょうか。今回は、前作でも好評だった血ガスの読み方をさらに改編し、血ガスをもっと身近に、もっと気軽に、誰もが使いこなせるようになってほしいと思い、筆をとってみました。

　血ガス検査ってなんだろう？
　PaO_2で酸素化を見るもの？
　$PaCO_2$で換気を見るもの？
　酸塩基平衡を見るもの？
　迅速性の高い検査としてさまざまな項目が見られる便利な検査？

　実はとても奥深い血ガス検査、もっともっと臨床現場で使いこなしてみてください。きっとあなたの助けに、大切な患者さんのためになってくれるハズ。さあ、心して飛び込んでみよう！　楽しい時間の始まりですよー。

Dr.カヌの血ガストーク❶

　この本は、まるごと一冊「血ガス」を扱う本です。とはいっても、巷にあるような、基礎的生理学とか予測式とか、よくわからない公式（失礼？）がいっぱい出てくる本ではありません。臨床現場のみなさんが、もっと血ガスを身近に感じて、手足のごとく使いこなしてもらうための、いわゆるハウツー本です。学問チックな取扱説明書ではなく、血ガスに興味を持った方に、もっと血ガスの魅力を伝えるような内容にし

てあります。

さて、血ガスとは何でしょうか。血液ガス分析の略ですが、何のために測定するのかをいま一度確認してみましょう。

①酸素化の評価
②換気の評価
③酸塩基平衡の評価
④その他（迅速検査として、電解質・乳酸値測定、など）

すべての検査には大なり小なり侵襲性がありますし、コスト（材料費、人件費）もかかります。治療方針にも結びつかず、目的の不明確な「一応やっておくか」の検査は慎むべきです。また、**検査の目的を明確にすることによって、検査結果次第での次の対応がおのずからはっきりとしてくる**ものです。

酸素化が悪いかも……という理由で血ガスをとったのであれば、酸素投与や人工呼吸、はたまた原疾患の治療（利尿薬の増加、など）ということになるでしょう。

換気が悪いかも……ということであれば、血ガス結果によっては人工呼吸が必要となります。換気（CO_2）が悪いと考えているのであれば、酸素投与は無効なので、目的を明らかにしておくことによって、誤った対応を防ぐこともできます。

酸塩基平衡を確認しておこう……という場合は、さまざまなシチュエーションが考えられます。何かおかしい……の原因把握の場合もあれば、腎不全の透析適応を検討する場合もあるかもしれません。ショックや呼吸不全での人工呼吸の適応を評価する場合もあるでしょう。

時間外で通常の採血はできない、もしくは迅速に電解質と血糖を知りたいので血ガスを取るなど、それ以外の項目を目的とする場合もあるでしょう。電解質がおかしければ電解質補正、血糖値の異常があればインスリン投与もしくはブドウ糖投与、ということになります。**すべての臨床検査は目的意識を持って行うことが重要**です。

ナース　私、血ガスにはすごく興味があって、今まで何度も勉強を試みたのですが、いつも頓挫していました。恋引先生、力丸先生、今日はよろしくお願いします。

研修医　僕も、今まで何となくでしか血ガスは読めていなかったので、これを機に血ガスをマスターしたいと思っています。

Dr.力丸　こちらこそ、よろしくお願いします。見るからにやる気のありそうな二人ですけど、今まで自分で血ガスを勉強しようと思ったことはありましたか？

研修医　僕は、勉強の意欲はあったのですが、いかんせん研修医なのでほかに勉強しなきゃいけないことがたくさんありすぎて、手が回っていなかったです。

ナース　私は今までに何冊も本は買ったんですけど、いつも最初の数ページで挫折していました。やる気はあるんですけど、計算式とかが苦手で……。

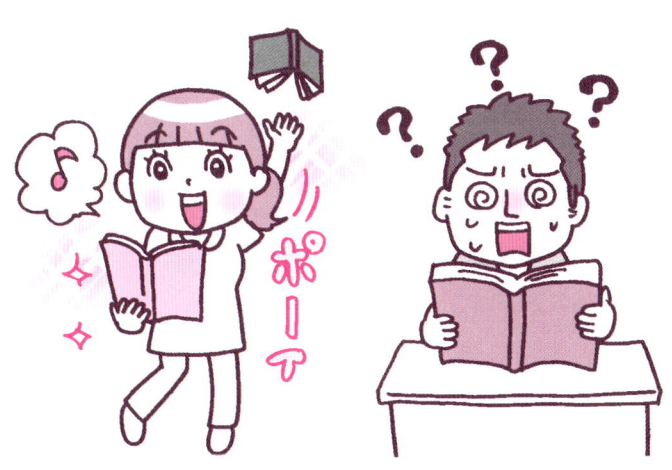

session 1　はじめに　血ガス検査ってなあに？

Dr.力丸　みんなそんな感じだよね。実際に、ちゃんと血ガスが読めている医療従事者なんてほとんどいないと思うよ。医者でも3〜4割くらいの人しか血ガス読めないんじゃないかな（失礼！　言い過ぎ？）。

ナース　やっぱり、血ガスって難しいですよね。計算も面倒ですし。

研修医　本もぶ厚くて、最初の生理学とか計算式で心が折れちゃうよね。

Dr.力丸　そうなんです。僕も今までいろいろな血ガスの本を見てきましたが、いまいちお勧めの本がありません。もちろん、良い本はいっぱいある。僕も知らない知識が書いてあったり、便利な計算式が書いてあったり。だけれども、初学者に、最初に手に取ってほしい血ガスの本がないんだ。というわけで、今回は筆をとってみた次第です。

ナース　良い本はたくさんあるのに、初学者にオススメの本はない……？

Dr.力丸　そ。だから、初学者向けのハウツー本みたいな感じをイメージしてください。『だれでもわかる PowerPoint 20XX』みたいな。

研修医　イメージできました！

Dr.力丸　血ガス検査って、奥深くて、すごいんだよ。血ガスを極めると、**血ガス検査結果のみから、サリチル酸中毒を見分けることもできちゃう**。

研修医　かっけー。

ナース　もはや神の領域、ですね。

Dr.力丸　でも、臨床の多くの場合、僕らは**血ガス検査結果のみで診断・治療しなければいけないわけじゃないよね**。

ナース　確かに。病歴読んだら、サリチル酸をたくさん飲んだって書いてありそう。

研修医　男として、いつか登ってみたい頂（いただき）ではありますけどね。

Dr.力丸　だから、今回はシンプルに、血ガスを読んで使いこなすための時間にしてみたいと思います。二人とも、血ガスが読めるようになり

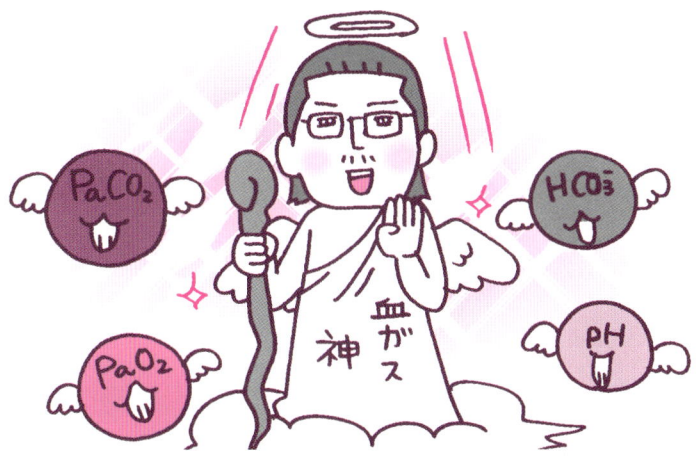

session 1 はじめに 血ガス検査ってなあに？

たいんだよね？　血ガスが読めるってどういうことだろう。

ナース　血ガス検査結果を見て、○○性○○ーシスって分類できることですかね。

Dr.力丸　そうだよね。大抵の人が、血ガスを見て、○○性○○ーシスって分類できるようになりたいと思っているよね。後で説明しますが、血ガスを分類するだけなら、15分もあれば十分です。僕は今まで、高校生や薬剤師さん、理学療法士さんなど、普段はあんまり血ガスに慣れ親しんでいない人たちにも血ガスを教えてきましたが、大抵の方が15分もあれば分類できるようになっていました。

ナース　今日は丸一日空けてきたので、15分で終わっちゃったらちょっとさみしいです。

Dr.力丸　でしょ。血ガスを分類できるための本を書いても、わずか数ページで終わっちゃう。数ページの本なんて、売れっこないよね。どう？　すっごくわかりやすくて、簡単に血ガスが読める本（数ページ）がたったの500円！

研修医 確かに。いくらわかりやすくても数ページで500円だと、何となく割に合わない感じがします。

ナース だから巷の本も、生理学を詰め込んだり、公式・予測式を書いたりしてボリュームをつけている、と。

Dr.力丸 そうかもね（笑）。なので、この本も、編集担当のYさんに「数ページじゃあ、売り物になりません！」って怒られながら、しょうもない内容をいっぱい詰め込んでみました。

ナース えー。じゃあ、後でその最小限の数ページをこそっと教えてください！

研修医 でも、ほかの部分もムダな知識ってわけじゃあないんですよね？

Dr.力丸 もちろん！　この本ではそのほかの部分に、血ガスが何で大切なんだろう？　どういうシチュエーションで活かすべきなんだろう？　血ガスが読めた後はどうしたらよいのだろう？　という、血ガス検査をより活かすための内容を盛り込んでみました。
　アサリさん、もしこれからの勉強で、血ガスはパーフェクトに、○○性○○ーシスって分類できるようになったとします。

ナース うれしいです！

Dr.力丸 でも、そこまでだと、患者さんに何か恩恵はあった？

研修医 ないねぇ。自己満足的な？

ナース そこから先を、この本では示してくれるってことですか？

Dr.力丸 そ。血ガスの分類なんて、誰だってできるようになる。それも驚くほど簡単に。そして、そこから原因を推測したり、原因を検索するために追加のフィジカル（身体所見）や検査を取りに行ったり、適切なモニタリングを選択したりすることが最も大切なことです。

このsessionのポイント

- 血ガス検査を行う目的（酸素化、換気、酸塩基平衡、その他の付随検査項目）を明らかにしましょう。それによって、注意して見る項目やその後のモニタリング項目が変わってきます。
- この本を読めば、血ガスなんて誰でも分類できるようになります。大切なことは、その先のケアに活かすこと。
- 最初から血ガスマスターをめざさずに、まずは日常的に慣れ親しめることからめざしましょう。

session 2 まずは、酸素化を評価しよう

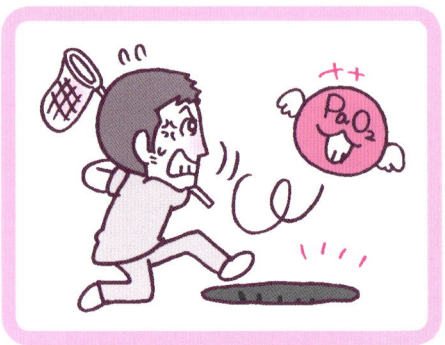

　さて、まずは最も親しみやすい酸素化から考えてみましょう。前作『世界でいちばん愉快に人工呼吸管理がわかる本』を読まれた方にとっては、かなり重複した内容かもしれませんが、本作を初めて手に取った方も多いと思いますので、いま一度おつきあいください。前作からおつきあいいただいてるファンのみなさま、ドヤ顔でぺらぺらと読み進めましょう。

　酸素化は、呼吸管理の中で最も身近でありふれた管理ですが、その反面、ピットフォール（落とし穴）が多いことも事実です。呼吸管理エキスパートへの第一歩である「酸素化と換気」を常に意識して考えるようにしましょう。

Dr.力丸の血ガストーク❷

　さて、このセッションでは"酸素化：oxygenation"についてちょっと深く考えてみましょう。何となく日常的で、ありふれた内容のように感じるかもしれませんが、とても大切な基本事項なので、ちょっとひと頑張り、がまんをしてください。

　呼吸とは、酸素を取り込んで二酸化炭素を吐き出すことです。これを、酸素化と換気と呼びます。本来のわれわれの呼吸では、この酸素化と換気はほぼ同時に行われ、切っても切り離せない関係です。ですが、呼吸管理を考えるにあたっては、この「酸素化と換気を分けて考える」ということが非常に重要となってきます。呼吸不全の原因として、Ⅰ型呼吸不全とⅡ型呼吸不全……なんて用語がしばしば用いられますが、このⅠ型呼吸不全

が酸素化の障害、Ⅱ型呼吸不全が換気の障害ということを意味します。また、酸素化と換気のどちらが悪いのかがわかると、おのずと原因も絞られてきますし、対応も明確になります。呼吸の評価をするときには、まずは"酸素化"と"換気"の評価を行うように心がけましょう。

　それでは、酸素化はどのように評価するのでしょうか。みなさんご存じの通り、酸素化はサチュレーションやPaO_2で評価します。呼吸の評価の中では最もありふれたものです。特に、サチュレーションは指先にプローブを付けるだけで、とても手軽にSpO_2が測れ、数値という目に見える形で評価をすることができます。すでにその恩恵は日常臨床でも十分に活用されています。

　酸素化が悪い患者さんを目の前にしたときに、みなさんはどのように対応していますか？　多くの方が迷いなく「酸素を投与する」と答えたことでしょう。**酸素化の障害に対して、一般的にはまず酸素療法が行われま**す。あまりにも一般的過ぎる内容なので、ここでは注意点に焦点を当てて考えてみましょう。

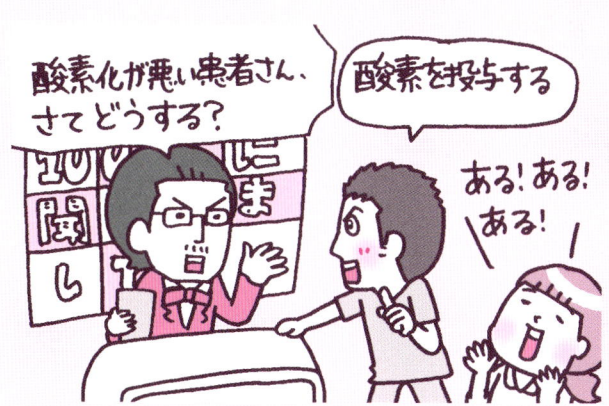

注意点①　サチュレーションで評価できるのは酸素化のみ。
　　　　　かつ100％を超えると評価不能。

　サチュレーションは臨床でも非常に有用だけれども、欠点があります。それは最高値が100％だということです。SpO_2が100％を超えると、PaO_2が150mmHgだろうと、600mmHgだろうと、常に100％であり続けるのです。あまりデメリットに感じないですか？　では、下のような患者さんがいたとします。

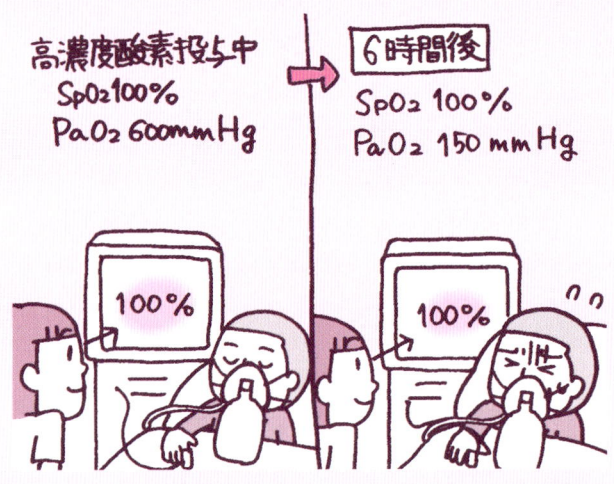

　SpO_2は相変わらず100％を表示し続けていますが、内情はどうかというと、PaO_2が600mmHgから150mmHgに転げ落ちています。明らかに何か尋常ではない異常が起きていることでしょう。これを見て「SpO_2は100％で、呼吸状態は問題ありません」なんて言っていてはいけないのです。

　また、低すぎるSpO_2は信頼度に欠けることが知られています。そのため、SpO_2は90％台半ばをふらふらと、良くなっても悪くなっても迅速に察知できるように管理することが重要です。

注意点②　酸化の障害には酸素投与が有効。
**　　　　　ただし、原因は決して除去されていない。**

よく教科書では低酸素血症の原因として、**高地、拡散障害、シャント、換気血流不均等、肺胞低換気**が挙げられています。図に低酸素血症をきたす病態ごとの、肺胞と血管の関係を示しました。

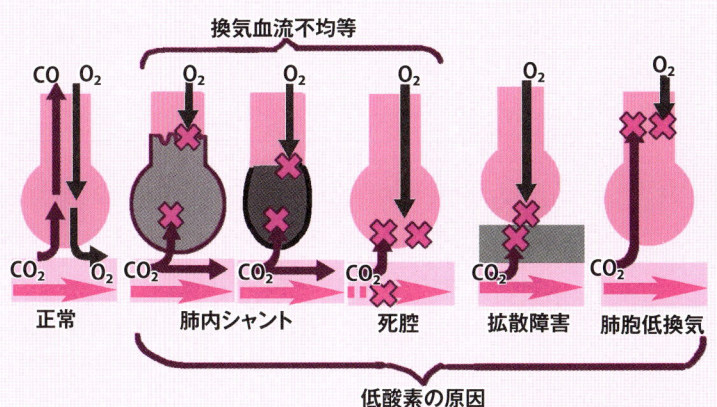

　高地にいて酸素が足りない状況というのは、多くの人にはあまり縁がないとは思いますが、例えばエベレストに登ったりした場合には、酸素分圧が低いために低酸素血症となってしまいます。この場合、酸素を投与してあげることによって、酸素分圧が上昇し、低酸素血症は是正されることになります。

　拡散障害は、肺線維症が代表的な病態です。肺の間質に線維化が起きます。線維化のせいで、肺胞とガス交換を行う血管の間に壁ができた状態になります。そのため、酸素の取り込みがしにくくなります。この場合、酸素を投与してあげることによって、個々の肺胞で取り込める酸素分圧が上昇し、低酸素血症は改善されることが予想されます。

　シャントとは、静脈血の一部がそのまま動脈血に流れてしまうことを指します。循環器領域では、"右左シャント""左右シャント"なんて言葉を聞いたことがあるかもしれませんが、わかりやすい例としては、ファロー

四徴症などの先天性心疾患や肺動静脈奇形などで、血液の一部が静脈から肺胞を通過せず（ガス交換されずに）に動脈に流れてしまう場合です。酸素療法でいくら動脈血を酸素化したとしても、体循環から戻ってきた静脈血がそのまま流入してしまいますので、トータルとしての酸素化は著しく低下してしまうことになります。シャントを詳しく説明しようとすると、小難しい計算式が必要になってきてしまいますので、シャントについて押さえておいてほしい点は、**シャントはガス交換されていない静脈血が動脈血に流入すること、流れ込む静脈血の量が多いためにいくら酸素を投与しても酸素化はほとんど改善しない**ということです。

　次いで、換気血流不均等について説明します。換気血流不均等は、肺胞がつぶれてしまったり、分泌物や水分で水浸しになって機能しなくなってしまっている状態です。これらのダメになってしまっている肺胞は、ガス交換に寄与しません。そのため、低酸素血症をきたすことになります。ここに、酸素を投与するとどうなるでしょうか。これらの病態はシャントに比べると障害が部分的であり、ダメになった肺胞からはうまく酸素が取り込めませんが、周囲には機能している肺胞があります。そこで、ダメになってしまった肺胞はそのままに、周囲の元気な肺胞からより多くの酸素を取り込むことで酸素化を改善させることができます。

　「臨床上、最も多い低酸素血症の原因は換気血流不均等である」という文言が、多少の表現の違いはあるにしても、ほぼすべての教科書的書籍に掲載されています。これは臨床上、極めて重要なフレーズなのですが、このままだと、何のことやら臨床で働くスタッフの心には？　耳には？　届きません。教科書や専門家の発言は小難しくて、よくわからないのです。ここでは、少し言い切りすぎかもしれませんが、もう一歩踏み込んで臨床に役立つフレーズに言い換えてみます。「臨床上、最も多い低酸素血症の原因は換気血流不均等であり、図のごとく、肺胞が分泌物や水分で満たされている状態、もしくは肺胞が虚脱してしまった状態」ということです。つまり、**臨床で低酸素血症に出会った場合は水浸しパターンか肺胞がつぶれたパターンである可能性が高く、この２つの病態を見抜け！**　ということになります。どうですか？　こう言い換えると大切なフレーズだったこ

とがわかるでしょう？

注意点③　換気障害に対して、酸素投与は効果がない。
　換気障害は、肺胞内の空気の入れ替えが十分になされないことによる異常です。この場合、初期にはCO_2が上昇し、最終的には（あまりにも換気が行われないと）O_2が低下してきます。ちなみに、このあまりにも換気が悪いせいで、酸素化が障害される異常を、肺胞低換気と呼びます（→p.31 column「A-aDO_2ってなあに」も参照）。換気障害は、換気が十分に行われず、肺胞内の空気が入れ替えられない異常なので、酸素を投与したとしても肺胞に到達する割合が低く、効果はほとんど望めません。また、根本解決になっていないので好ましい対応ではありません。

Dr.力丸　ここでは、呼吸の重要な要素である、"酸素化"について考えてみよう。この"酸素化"と、次のセッション3で扱う"換気"を、それぞれ分けて考えていくことが重要なんだ。ところで、二人とも、呼吸って何なんだろ。アサリさん、幼稚園児とか小学校低学年の甥っ子、姪っ子に、「ねーねーおねーちゃん、こきゅうってなあに？」って聞かれたら、どう答える？

ナース　「呼吸っていうのはね、息を吸って、吐くことだよ」って答えます。

Dr.力丸　じゃあ、もう少し大きくなって、例えば小学校高学年とか、中学生になったとしたら、どう答える？　先ほどの答えだと、医療者としての威厳に欠けちゃうコメントだよね。

ナース　「息を吸って吐くことにより、空気から酸素を取り込んで二酸化炭素を吐き出すことだよ」って答えます！

Dr.力丸　そうだよね。呼吸とは、酸素を取り込んで二酸化炭素を排出すること、これが重要な役割なんだ。だから、呼吸を考えるときには、

"酸素化"と"換気"をそれぞれ意識的に考えることが大切。じゃあ恋引先生、高校生で生物を学んでそうな後輩に、医者としての威厳を保ちつつ答えてみよう。「先輩、最近オレ悩んでるんスよ。一体、呼吸ってなんなんスかねぇ?」

研修医　「行ったり来たり、出たり入ったり、人生そのもの!」

ナース　……3てん。格好つけても面白みが足りないです。

Dr.力丸　何となく、深そうなコメントだけど、あえてスルーします。呼吸を医学的にもう少し踏み込んで説明してみようか。酸素化と換気、この二つを合わせて、ガス交換っていいます。呼吸の大切な目的です。そして、呼吸って実は2種類あるのを知っているかな?

ナース　呼吸が2種類?

Dr.力丸　そう。生体が外部から酸素を取り込んで二酸化炭素を排出するものと……

研修医　わかった!　内呼吸と外呼吸ですね。

Dr.力丸　正解。

ナース　生体が外部から酸素を取り込んで、二酸化炭素を排出するのが外呼吸で、細胞レベルで行われる呼吸が内呼吸でしたっけ。

Dr.力丸　その通り、呼吸には内呼吸と外呼吸があるわけだけれども、人工呼吸でサポートしているのはどの部分なんだろう?

ナース　内呼吸……は一切サポートしていないですよね。外呼吸なら、人工呼吸器とかでサポートできます!

Dr.力丸　そ。人工呼吸は呼吸の一部をサポートするに過ぎないことは押さえておいてね。話を酸素化に戻すよ。ふだん、病棟で「〇〇病室の〇〇さんの呼吸ってどう?」なんて聞くと、「サチュレーション97%で呼吸は落ち着いてます」なんて答えが返ってくるよね。

研修医　よくあるやり取りですよね。

ナース　確かに、ここまで振り返ってみると、呼吸のうちの外呼吸、しか

も酸素化についてしか触れていないってことですよね。

Dr.力丸 そのとおり。しかも、酸素化に関しても不十分もいいところ。サチュレーション97％自体は正常値なんだけど、ルームエアーの場合もあれば、人工呼吸中で100％酸素濃度の場合もある。

研修医 確かに、大違いですね。

Dr.力丸 呼吸を考えるときには、酸素化と換気を意識づけて考える。そして、**サチュレーションやPaO$_2$は必ず酸素投与条件を合わせて伝える**ことが重要かな。

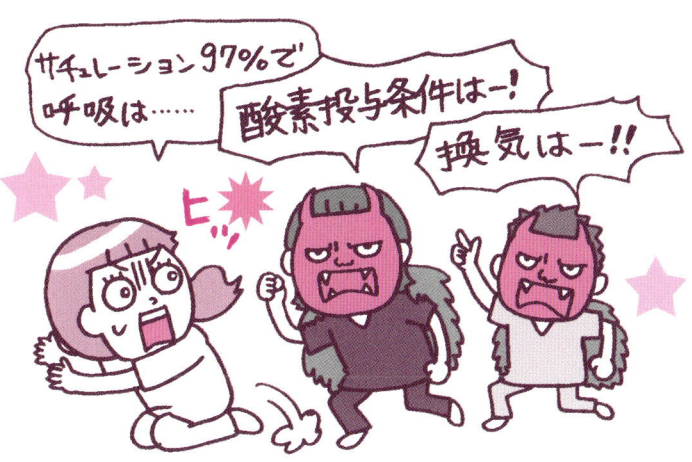

ナース 逆に、申し送りのときとかは、酸素投与条件だけ送っていたりします……。

Dr.力丸 実は、そっちの方がまだ役立つかもしれない（笑）。だって、サチュレーションは大体90％後半で管理されていることが予想されるもんね。ところで恋引先生、酸素の投与量と酸素濃度の関係知ってる？

研修医 ルームエアーで20.9％、鼻カニュラ1Lで24％でしたっけ。鼻カニ

表1 ● 酸素投与量と吸入酸素濃度

鼻カニュラ			酸素マスク			リザーバー付酸素マスク		
酸素(L/min)		F_IO_2	酸素(L/min)		F_IO_2	酸素(L/min)		F_IO_2
(0)		(0.21)	5〜6	→	0.4	6	→	0.6
1	→	0.24	6〜7	→	0.5	7	→	0.7
2	→	0.28	7〜8	→	0.6	8	→	0.8
3	→	0.32				9	→	0.8以上
4	→	0.36				10	→	0.8以上

ベンチュリマスクでは、コマ（アダプター）に書いてある酸素流量でF_IO_2が決まる。

ュラは、そこから1L増えるごとに4％増えたような記憶があります。

Dr.力丸　そのとおりだね。表1は、酸素の投与量と酸素濃度を一覧にしたものです。実際には、患者さんの呼吸状態によって若干の変動が出てくるんだけど、臨床上はこの表に基づいて考えていいよ。

ナース　先生、この表によると、鼻カニュラ1Lから4Lに増やしても、濃度はあまり増えるわけではないんですね。

研修医　本当だ。酸素の量は4倍になったけど、濃度は1.5倍にしかなっていないね。

ナース　力丸先生、これからは酸素は量じゃなくて濃度で表現した方がよいってことですか？

Dr.力丸　呼吸を考えるときには、その方がいいかもね。でも、臨床現場で一人だけ濃度で表現するっていうのもおかしいでしょ。だから、通常は量で表現することも仕方がないと思うけど、自分の使っている酸素の量がどのくらいの濃度なのかは、ちゃんと知っておいた方がよいだろうね。

研修医　力丸先生、この表があれば血ガスをとったときに、PF比が計算

できるってことですか？

ナース　ぴーえふひ？

Dr.力丸　PF比っていうのは、$PaO_2 \div F_IO_2$のことで、ARDS（急性呼吸窮迫症候群）の診断基準とかにも使われているんだ。PaO_2は高い方が呼吸状態が良いってことで、F_IO_2は低い方がいいよね。PF比はその割り算だから、数字が大きければ大きいほど酸素化が良いっていう指標なんだ。ふだんの僕らだと、400以上。

研修医　PF比は、ALI（急性肺傷害）やARDSの診断基準でも使われていて、PF比300以下で急性肺障害、200以下だと重症の呼吸不全であるARDSに分類される。ですよね？

Dr.力丸　そのとおり。確かに、この表があれば、血ガスをとったときにPF比の概算ができるよね。PF比がPaO_2やサチュレーションに比べて優れているのは、酸素濃度の要素が加味されている点なんだ。PaO_2やサチュレーションは必ず酸素投与条件を添えて表現しなければいけないのに対して、PF比は単純にその値のみで評価することができるんだ。

ナース　ふだんはサチュレーションしか扱ってないからあまりなじみがないけど、酸素化の良い指標ってことなんですね。

研修医　サチュレーションがあまりにもありふれてるもんね。

Dr.力丸　二人とも、そのサチュレーションなんだけど、ふだんはどのくらいの値を目標に管理しているの？

ナース　大体、病棟だと95〜98％を目標に酸素の指示が出してありますよね。

研修医　うん。電子カルテの指示簿に初期フォーマットで入っているからね。

ナース　あら、そんな理由なんですか？

研修医　そだよ。だって、毎日忙しいんですもの。デフォルト設定での指

示が基本ですよ。

Dr.力丸 そうだよね、臨床現場のスタッフに聞くと、やっぱりサチュレーション90％台後半は欲しいって意見が多いよね。でも、教科書だと92〜94％を目標に酸素を使いましょうとか、90％あればOKなんて書いてあるものがほとんど。酸素毒性の問題もあるし、**不要な酸素は控える**ようにした方がいいだろうね。

ナース 酸素って、毒性があるんですか？

研修医 活性酸素ってやつ？

Dr.力丸 酸素については、さまざまな有害性が指摘されている一方、そこまでの目立った傷害性は臨床上感じられない……というのが正直なところだろうね。

ナース 酸素に毒性があるとはいっても、サチュレーションが低ければ酸素は使っていいんですよね？

Dr.力丸 もちろん。きっちりとサチュレーションは保ってあげようね。一方で、**酸素療法は対症療法なので、必ず低酸素の原因をアセスメントして、対処してあげる必要がある**よ。あと、酸素療法の重要な合併症としてのCO_2ナルコーシスを押さえておこう。

ナース 見たことあります。確か、救急隊がCOPDの患者さんにリザーバー付きマスクで高濃度酸素を投与して救急の先生に怒られていました。

研修医 ありがち、ありがち。COPDの患者さんに高濃度酸素なんて投与したらダメですよね！

Dr.力丸 と、いう誤解に気をつけよう。

研修医 ガ——Σ（ﾟДﾟ|||）——ン！

ナース えっ？　高濃度酸素を使ってもいいんですか？？

Dr.力丸 必要なら、使っていいんだよ。必要なら、ね。CO_2ナルコーシスがどうして起きるのかを考えてみよう。COPD患者さんって、どん

な病態なのかわかる？

研修医 Ⅱ型呼吸不全です。

ナース Ⅱ型呼吸不全ですから、ふだんからCO_2が溜まっているんですよね。

Dr.力丸 そのとおり。健常な人にCO_2が貯留したとすると、CO_2によって呼吸中枢が刺激されて呼吸のドライブがかかります。

研修医 呼吸が刺激されて、換気が増大するからCO_2は低下するってことですね。

Dr.力丸 ところが、慢性Ⅱ型呼吸不全があると、ふだんから高CO_2の刺激で呼吸中枢が刺激され続けているので、呼吸中枢がCO_2では反応しなくなってしまいます。じゃあ、このようなCOPDの患者さんは、どんな刺激で呼吸のドライブがかかるのだろう？

ナース O_2ですか？

Dr.力丸 そのとおり。**慢性Ⅱ型呼吸不全の患者さんの呼吸のドライブは、CO_2ではなく、O_2で刺激される**んだ。COPDの患者さんが肺炎などで、慢性呼吸不全が急性増悪した場合を想定してみよう。この患者さんはCO_2がさらに貯留したとしても、呼吸のドライブは……

ナース 刺激されない。

Dr.力丸 そうだね。じゃあ、もしこの患者さんのO_2が低下したら……

ナース 呼吸にドライブがかかる。

Dr.力丸 そのとおり。この機序で、急性増悪の場合には何とか切り抜けるように努力するわけだ。ところが、良かれと思って酸素をいっぱい投与してO_2を十分に満たしてしまうと……

ナース 呼吸のドライブが消えてしまう……？

Dr.力丸 と、いうわけです。O_2が投与され、低O_2刺激がなくなると呼吸の刺激が弱まります。そうすると、呼吸のドライブが弱まり、換気は低下、CO_2が貯留することになります。ふだんから悪い呼吸が肺

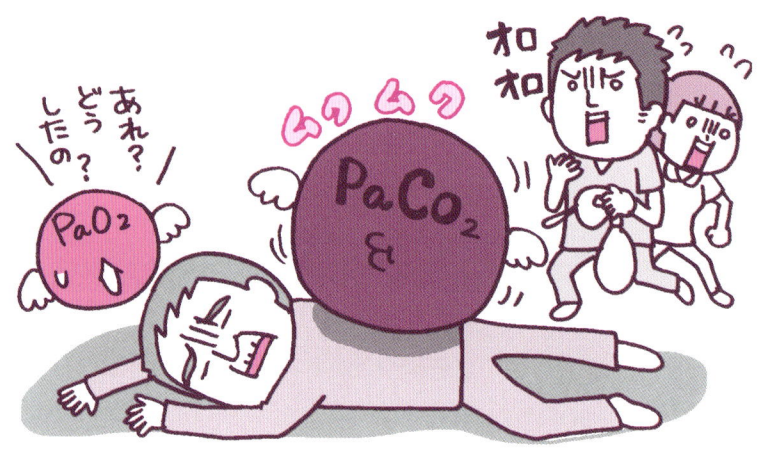

炎などの理由によりさらに悪くなっているところに、追い打ちをかけるように呼吸のドライブが弱まる。

研修医 CO_2たまりそー。

Dr.力丸 ね。**$PaCO_2$は70mmHgを超えると意識障害をきたすとされています**。ただでさえ呼吸が弱まっているところに、さらなる追い打ちとして意識障害が加わるってことだ。

研修医 なるほど、これがCO_2ナルコーシスってことなんですね。ナルコーシスって、昏睡とか、意識障害って意味ですもんね。

ナース よくわかりました。でも、CO_2ナルコーシスの危険性があるのに、なんで必要なら高濃度酸素を投与してもいいんですか？

Dr.力丸 CO_2ナルコーシスは、高いPaO_2刺激によって呼吸抑制がかかることが問題なんだ。高過ぎるPaO_2を避けるように酸素投与をするにはどうしたらいい？

ナース サチュレーションを見ながら、高くなり過ぎないように酸素を調節すればいいってことですか？

Dr.力丸 そのとおり。サチュレーションを見ながら、酸素を微調整して、最終的に高濃度酸素になる分には全く問題はありません。それから、本当に緊急事態であれば、CO_2ナルコーシスになる可能性が高くとも、O_2を投与してしまえばいい。恋引先生、CO_2ナルコーシスになって呼吸抑制が激しい人の管理はどうしたらいいと思う？

研修医 人工呼吸をしてしまえばよい気がします。意識障害になっても、人工呼吸さえしておけば、呼吸が止まっても大丈夫ですもんね。

Dr.力丸 と、いうわけだ。CO_2ナルコーシスの治療はCO_2を下げること。適切に人工呼吸さえ行えば、CO_2ナルコーシスで患者さんを失うことはないわけだ。

ナース とすると、COPDの患者さんであろうとなかろうと、サチュレーションを見ながら原則通りに酸素投与すれば、危ないことにはならないってことですね。

このsessionのポイント

- 酸素化はPaO_2もしくはサチュレーション（SpO_2）で評価をしますが、必ず酸素投与条件や酸素濃度を合わせて表現しましょう。
- 不要な酸素投与は避けるべきです。酸素を投与するのであれば、低酸素血症の原因をアセスメントしましょう。
- 酸素療法は換気障害には無効です。CO_2ナルコーシスを引き起こすことがあります。

PaO₂か、サチュレーションか、それが問題だ

　酸素化にかかわる評価項目のうち、臨床において最も多用されているのが、サチュレーションとPaO₂です。それではここで、サチュレーションとPaO₂、強いていえばどちらが大切だと思いますか？　もちろん、サチュレーションとPaO₂は酸素解離曲線のごとく、共に相関する項目同士ですので、本来はどちらが……とはいえないのですが、ここでは極論で考えてみましょう。

　指先で気軽に測れるサチュレーション（SpO₂）と、わざわざ患者さんに痛い思いをさせてとるPaO₂、おそらく大多数の医療者はPaO₂が重要であると考えることでしょう。ここで、CaO₂（動脈血酸素含量）という指標を見てみます。CaO₂は、動脈血中に含まれる酸素のトータル量のことです。

$$CaO_2 = 1.34 \times Hb \times SpO_2 + 0.0031 \times PaO_2$$

　呼吸療法認定士の試験では毎年必ずといってよいほど出題される計算式です。この式自体を覚える必要はありませんが、この式が頻出するにはとても深いわけがあるのです。"CaO₂"は血液中に含まれる酸素のトータル量、そして"1.34×Hb×SpO₂"は赤血球のヘモグロビンにくっついて運ばれる酸素の量、"0.0031×PaO₂"は血液中の液体部分に溶けている酸素の量を表します。つまり、**血液中の酸素は、ヘモグロビンが運搬する分と血液中に溶けている分の合算**……というわけです。ここで注意すべきは、それぞれの酸素の量です。ふつうの人のHbを14g/dL、SpO₂を0.98（98％）、PaO₂をちょっと多めに見積もって100mmHgとして計算してみましょう。

$$\begin{aligned} CaO_2 &= 1.34 \times 14 \times 0.98 + 0.0031 \times 100 \\ &= 18.4 + 0.31 \end{aligned}$$

　明らかに、Hbにくっつく前者の方が多いことがわかります。試しに、たくさん酸素を投与して、PaO₂を300mmHgまで上げてみましょう。もちろん、SpO₂は100％となります。

$$CaO_2 = 1.34 \times 14 \times 1.0 + 0.0031 \times 300$$
$$= 18.76 + 0.93$$

ほとんど変化がありませんね。このように、みなさんが重視するPaO_2は、その前に0.0031という係数がついてしまうために、たとえ酸素を増やしてPaO_2を上げたとしても、酸素のトータル量はほとんど増えないのです。酸素の投与条件がわかっており、きちんとサチュレーションが拾えている状況では、患者さんに痛い思いをさせてまでとるPaO_2の有用性は低いことは覚えておきましょう。

$A-aDO_2$ってなあに column

$A-aDO_2$とは、肺胞気の酸素分圧(P_AO_2)と動脈血酸素分圧(PaO_2)の差です。吸入酸素濃度と血ガス結果がわかっている状況で、理論的に予想される肺胞気酸素分圧を求め、実測したPaO_2を引いて求めます。健常人にも生理的な差がありますが、病的な状態ではこの差が大きくなるというものです。式は以下の通りです。呼吸療法認定士を目指している方など、呼吸のスペシャリストをめざされる方は計算できるようになってもよいかもしれませんが、それ以外の方は覚える必要はありません。

$$A-aDO_2 = P_AO_2 - PaO_2 = 713 \times 吸入気酸素濃度 - PaCO_2/0.8 - PaO_2$$
(大気圧を760mmHg、水蒸気圧を47mmHg、呼吸商を0.8とした場合)

$A-aDO_2$が役立つとすると、次の二つのシチュエーションです。

・換気血流不均等などにおけるシャント率の把握
・肺胞低換気の鑑別

特に臨床上意味のあるものとして、肺胞低換気の鑑別を押さえておきましょう(余裕のある方は)。$A-aDO_2$とは、肺胞でのガス交換の能力を表します(小さいほどガス交換の能力は良い)。ARDSなどの呼吸不全では当然、ガス交

換は悪化するため、A-aDO$_2$は開大します。一方、肺胞低換気は肺でのガス交換の能力は正常にもかかわらず、呼吸の調節が悪く、血ガスが悪くなる病態です。例えば鎮静薬による呼吸抑制などが挙げられますが、肺でのガス交換の能力は正常なんだけれども、肺胞にフレッシュな空気が入ってこず、酸素化・換気ともに悪化してきます。PaO$_2$は低く、PaCO$_2$は高いものの、A-aDO$_2$は正常である点が特徴です。臨床において多少なりとも意味のあるA-aDO$_2$の役割は、この肺胞低換気の鑑別です。

例題：
①pH 7.25、PaCO$_2$ 68mmHg、PaO$_2$ 55mmHg（室内気）
②pH 7.25、PaCO$_2$ 68mmHg、PaO$_2$ 55mmHg（鼻カニュラ2L/min）

２人とも同じ血ガス結果であり、酸素条件が異なるだけの一見変哲のない血ガスのように見えます。この２人のA-aDO$_2$を計算してみましょう。①の方は9.73、②の方は59.64です。二人とも、PaO$_2$は低く、PaCO$_2$は高いという結果ですが、①の方はA-aDO$_2$が低く、肺胞でのガス交換の能力は正常である、つまり調節の問題である肺胞低換気が主体であると判断できるのです。

どうです？ すごいですか？？

でも、A-aDO$_2$を計算してよかった～なんてシチュエーションには、めったに出会うことはありませんけどね。

session 3 換気を評価しよう

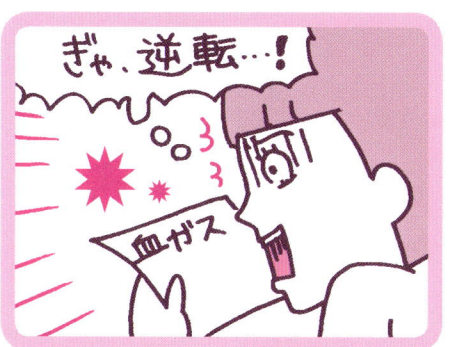

検査室から返ってきた血ガス結果を見て、「ギャー！ 先生、逆転してます!!」なんて光景をたまに目にしますよね。そんなときは、まず落ち着いて、酸素化を評価。そうそう、確かこの本のセッション2に書いてあったハズだったけど……。換気は確かセッション3だったかしら……。誤解の多い酸素化については前述しました。ここでは、さらに誤解の多い換気について考えてみたいと思います。ただし！ 換気管理は極めて高度な知識、経験を必要とし、血ガスのみならず、病態や患者さんごとの経過などの把握が必須になってきます。このまま本書を読み進めていただくと、酸塩基平衡を用いてのアセスメントが可能になってきますので、現時点での換気の評価は、異常値かどうかは別として、$PaCO_2$を管理する（上げ下げする）ためにはどのようにすればよいのかを中心にお話しします。

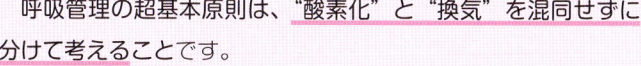
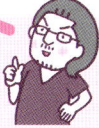

呼吸管理の超基本原則は、"酸素化"と"換気"を混同せずに分けて考えることです。
酸素化は、"F_IO_2（酸素濃度）"と"PEEP"でコントロールします（PEEPについては前作『世界でいちばん愉快に人工呼吸管理がわかる本』参照）。
換気は、"呼吸回数"と"一回換気量"で調整します。

結論：$PaCO_2$は呼吸回数と一回換気量で調整する。
$PaCO_2$は分時換気量（厳密には、死腔分を除いた肺胞分時換気量）と

逆相関することが知られています。分時換気量とは、呼吸回数（回/分）と一回換気量（L）を掛け算したものです。ですから、$PaCO_2$を下げたければ、換気を増やすように、呼吸回数か一回換気量を増やせばよいのです。逆に、$PaCO_2$を上げたい（もっとCO_2を溜めたい）のであれば、呼吸回数もしくは一回換気量を減らせばよい、ということになります。

　現時点では、$PaCO_2$が異常値かどうかの単純な判断と、$PaCO_2$をコントロールするための方法のみに留め、果たして$PaCO_2$を下げるべきか、上げるべきか、このまま様子を見るべきか……などの判断は行わないようにしてください。CO_2値をどうするべきかについては、別のセッションで詳しく考えてみたいと思います。

ナース　うーんと、このセッションの結論は、「換気（$PaCO_2$）は呼吸回数と一回換気量で調節する」ってことでいいんですか？　内容がスッカラカンな感じでしたけど。

Dr.力丸　ガーン……。結論はそれでOKです。

研修医　たったそれだけのことなら、この章っていらないんじゃ……。

Dr.力丸　こらこら、存在を否定しない。だって、酸素化の章があったら、次の章は換気とせざるを得ないでしょう。僕だって、普段のセミナーとかなら、スライド1〜2枚でさらっと流す部分ですよ。でも、書籍にするならそれなりのページ数が必要だからってやっぱり編集担当のYさんが言うんだもの……。

ナース　でも先生、呼吸回数っていったって、普通は患者さんが勝手に呼吸するものですよね。もうちょっと早く息を吸いましょうって指導しても、すぐにやめちゃうんじゃないかと思うんですけど。

研修医　確かに。大きく深呼吸しましょうって指導しても、振り返ったときにはやめてそうですよね。

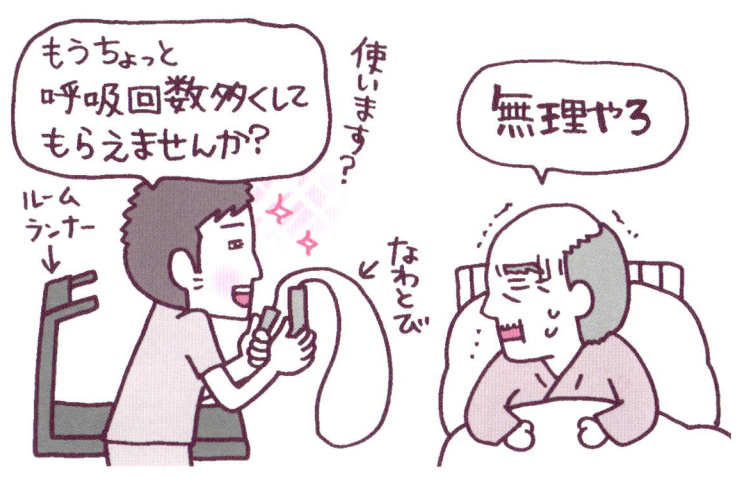

Dr.力丸 そのとおり！ だから、ここの部分のウェイトは少ないんだ。換気（$PaCO_2$）はコントロールしようと思ったら、人工呼吸器で呼吸回数、一回換気量を調節すればいいけど、**自発呼吸の場合には、主にアセスメントによる異常の把握と、その原因の除去に尽きるんだ**。

そして、$PaCO_2$は異常値だけれども、人体としてはあえてその異常値に身を置くことによって全身のバランスを保っていることも多いんだ。あえて様子を見なければいけないときもあるし、人工呼吸の必要性を判断しなければいけないこともある。

ナース じゃあ、$PaCO_2$がいくつくらいになったら、人工呼吸を開始しなければいけないんですか？

Dr.力丸 ……という、決まった値はないんだ。$PaCO_2$が70mmHgという異常値であっても、あえて様子見が正解ということもある。まあ、$PaCO_2$が70mmHgを超えてくると意識障害をきたしてくるから、これ以上の値のときには人工呼吸を検討しなくちゃいけないだろう

研修医　じゃあ、逆に低い値ではどうなんですか？　例えば、$PaCO_2$が30mmHgとか。

Dr.力丸　実はこの本の最も重要なポイントでもあるんだけど、**$PaCO_2$に関しては、正常値に調節してしまうと病態が悪化することも多いんだ**。現時点で詳細は知らなくてもいいんだけど、例えばショック状態による代謝性アシドーシスのときに、人体はわざと$PaCO_2$を低下させる。$PaCO_2$を30mmHgにして、何とか人体の恒常性を保とうとするんだ。こんな場合に$PaCO_2$を正常化してしまうと、pHや循環、酸素化が維持できずに生命維持ができなくなってしまう……。

研修医　何となく理解できましたけど、怖いのに難しいですね……。

Dr.力丸　ほかにも、例えば脳圧が上がっているような患者さんは、生理的に過換気となり、$PaCO_2$を低下させているんだ。

研修医　あ、これ知ってる。$PaCO_2$を下げて脳圧を下げるってやつですよね。

Dr.力丸　そのとおり。この患者さんは、わざと脳圧を下げるために過換気になっているんだ。このわざと低下させている$PaCO_2$に対して、異常値だからといって正常値にしてしまうと……。

研修医　脳圧は上昇して……。

ナース　きゃあ！　二人とも、わざと怖い風にしないでください。怖いのは苦手なので、この本では怖い系禁止です！

このsessionのポイント

- 換気（$PaCO_2$）は、呼吸回数と一回換気量でコントロールできます。
- ただし、目標とすべき$PaCO_2$値は病態によって全く異なります。正常値をめざすと、全身状態が悪化してしまうことも多いでしょう。

先生、逆転してます！

column

　この本の読者のみなさんは、血ガスを見たときに、決してこのような発言はしないようにしましょう（個人的に、イラッとするから）。

　逆転……。

　その言葉には、何か異常なことが起きている、緊急事態である……という、暗黙のニュアンスが潜みます。「とりあえず、みんな来て〜！」ということを伝えたいのだとは思いますが、そのままでは何も考えられない、アセスメントもできない魔法のコトバです。

酸素投与フェイスマスク5L/min、PaO_2 60mmHg、$PaCO_2$ 65mmHg

とあるナース：先生！　血ガス、逆転してます！！
とある医師　：おー、そりゃあ大変。O_2をリザーバー付きマスク8Lに上げておけ！

　この、とある医師の対応後の血ガスはどうなるでしょうか。フェイスマスク5LだとF_IO_2は約0.4、リザーバー付きマスク8LだとF_IO_2 0.8。酸素濃度は倍になりますので、単純計算でPaO_2は120mmHgに跳ね上がります（肺胞低換気ではないとしましょう）。

酸素投与リザーバー付きマスク8L/min、PaO_2 120mmHg、$PaCO_2$ 65mmHg

とある医師　：逆転、なおったお。
とあるナース：（不満そう）

　大抵の場合、臨床でこの対応をすると、コールをしてきた看護師はたいそう不満そうな態度を取ります。逆転は治ったにもかかわらず。

　つまり、これではダメだと本能的に感じ取っているわけです。コールの段階で、「逆転！」と騒がずに、**まずは落ち着いてアセスメントをしてみましょう。**

酸素投与フェイスマスク5L/min、PaO_2 60mmHg、$PaCO_2$ 65mmHg

　F_IO_2は0.4だから、この患者さんの酸素化はPF比で約150。酸素化障害とし

ては結構悪いな。換気はどうだろう。$PaCO_2$は65mmHg、「うわ、異常値！」。だけれどもちょっと待てよ、pHとHCO_3^-はどうなってるんだろう。

酸素投与フェイスマスク5L/min、PaO_2 60mmHg、$PaCO_2$ 65mmHg、pH 7.20、HCO_3^- 25mmol/L

　3ステップ法（→p.41～）で読んでみると……「呼吸性アシドーシス！」
　この患者さんの血ガスは、PF比150の酸素化障害と、呼吸性アシドーシスによる換気障害（高CO_2血症）がある。CO_2を下げてあげなきゃ。ドクターコールをしつつ、挿管の準備も始めよう！
　……ということになるわけです。

　同じPaO_2と$PaCO_2$で、こんな人の場合はどうでしょう。
酸素投与フェイスマスク5L/min、PaO_2 60mmHg、$PaCO_2$ 65mmHg、pH 7.50、HCO_3^- 35mmol/L

　3ステップ法で読んでみると……「代謝性アルカローシス！」
　この患者さんの血ガスは、PF比150の酸素化障害と、代謝性アルカローシスによる換気障害（高CO_2血症）がある。でもこれは患者さんがわざと溜めてくれているCO_2だから、急いでCO_2を下げる必要はないな。代謝性アルカローシスの原因を調べてみよう！
　……ということになるわけです。

　逆転も奥が深いですね。でも、落ち着いて対応すれば大丈夫なハズですよ。

session 4 血ガス（酸塩基平衡）を読んでみよう

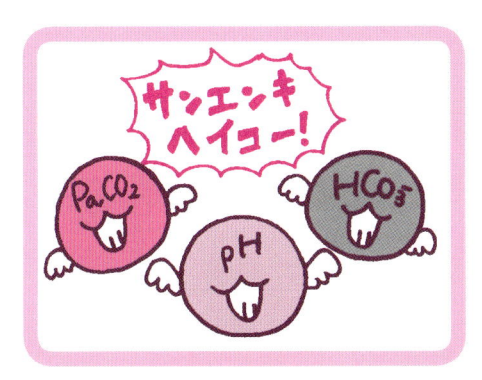

血ガス検査には、「酸素化」「換気」「酸塩基平衡」という3つの要素が含まれています。

酸素化は、みなさんがふだん使っているSpO₂で容易に知ることができます。合わせて、酸素投与条件がわかっていれば、吸入酸素濃度も推測できることはお話をさせていただきました。もちろん、血ガスをとればより詳細な酸素化の指標（PF比など）を知ることはできますが、日常的な酸素化の評価はSpO₂で十分です。換気については、血ガス検査でPaCO₂を知ることができます。換気（PaCO₂）は人工呼吸管理的には、呼吸回数と一回換気量で調節ができます。非挿管患者であっても呼吸回数はバイタルサインで、一回換気量は胸郭の動きで推測することができます。そもそも、PaCO₂は自発呼吸の患者さんでは異常を認識したとしても容易に介入できませんし、PaCO₂を上げるべきなのか、下げるべきなのか、様子を見てよいのかの判断は、酸塩基平衡や病態、経過、既往歴など、さまざまな要素が絡む難しい問題です。そのあたりの話は後で触れるとして、ここでは、血ガスでしか知ることのできない酸塩基平衡について説明してみたいと思います。血ガス結果を〇〇性〇〇ーシスと分類する、いわゆる血ガスを読むってやつです。

Dr.力丸の血ガストーク④

一部の特殊な場合を除いて、酸素化の評価を血ガスのみにゆだねることはありません。しかし、なぜだか多くの方が血ガス結果を見ると酸素化に心奪われてしまうという傾向があります。なので、血ガス結果を見たらまずは、重要性の低い酸素化から評価をしてしまってくだ

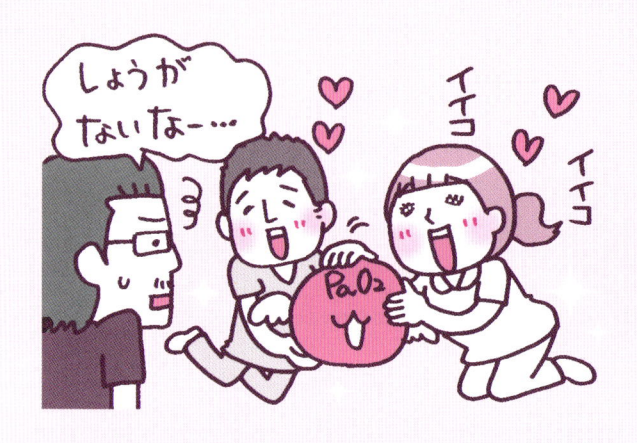

さい。次いで、換気（$PaCO_2$）の評価をしましょう。ただし、この段階での換気の評価は、$PaCO_2$が異常値かどうか、緊急で介入が必要なパニック値かどうか（例えば、$PaCO_2$ 70mmHg以上で明らかに人工呼吸管理が必要……など）の判断に留めます。そして、いよいよ本題の酸塩基平衡の評価に移ります。

　酸塩基平衡は、3段階のステップを踏んで評価します（3ステップ法）。今まで、血ガスを読めるようになりたいと、さまざまな勉強を試みた方もいらっしゃるとは思いますが、ここでは一回すべてを忘れて、フレッシュなこころで、童心に帰って考えてみてください。ここでは、とてもシンプルで、わかりやすい、誰にでも理解できる方法を説明してみたいと思います。薬剤師さん、医療事務の事務長、高校生……今まで多くの方にこの内容をお伝えしてきましたが、15分もあればもれなくすべての方が理解できていました。きっと、熱心でかしこいみなさんのことなので、30分もあれば血ガスが読めるようになるハズ（笑）！

ステップ1：pHを見る

　pHの正常値は、7.4±0.05です。ここでは簡単に、pHを7.40で区切ってみましょう。**pHが7.4以下ならアシデミア（酸血症）、7.4以上ならアルカレミア（アルカリ血症）**ということになります。アシデミアとアシドーシス、アルカレミアとアルカローシスは似て非なる用語ですが、現時点では区別ができなくてもOKです。

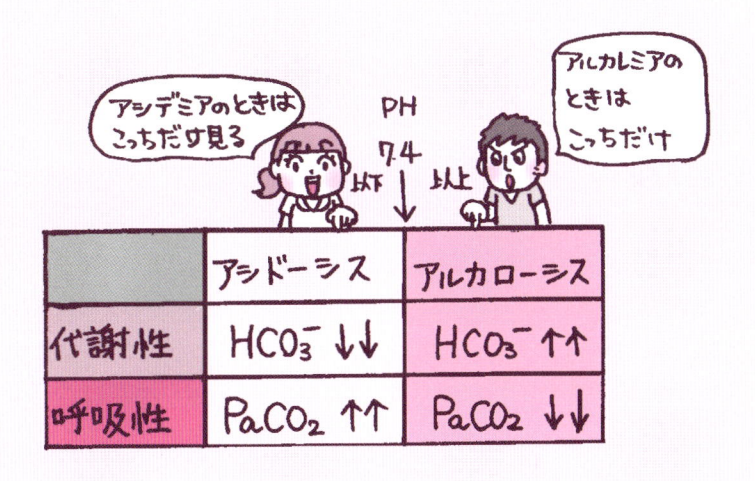

アシデミアのときはこっちだけ見る　　アルカレミアのときはこっちだけ

pH　7.4　以下　以上

	アシドーシス	アルカローシス
代謝性	HCO_3^- ↓↓	HCO_3^- ↑↑
呼吸性	$PaCO_2$ ↑↑	$PaCO_2$ ↓↓

ステップ2：$PaCO_2$を見る

　ステップ1で確認したアシデミア、アルカレミアが、**呼吸性の異常によるものかどうか、$PaCO_2$を見て判断**します。血ガスは呼吸性と代謝性の2択しかありませんので、呼吸性でなければ、おのずと代謝性という判断になります。$PaCO_2$の正常値は40±5mmHgですが、ここでは簡便に40で区切って判断しましょう。

　ここで必要となるのが、この4分割表です。

　一般的に、血ガス（酸塩基平衡）を読めるようになるということは、この4分割が行えることを指します。この表の矢印を一次性の変化といいます。

	アシドーシス	アルカローシス
代謝性	HCO_3^- ↓↓	HCO_3^- ↑↑
呼吸性	$PaCO_2$ ↑↑	$PaCO_2$ ↓↓

　代謝性とは、重炭酸（HCO_3^-）が変動すること、呼吸性とは$PaCO_2$が変動することです。つまり、代謝性アシドーシスとはHCO_3^-が低下して異常事態になること、呼吸性アシドーシスは$PaCO_2$が上昇して異常事態になることを意味します。最初のうち、血ガスを読むときにはこの4分割表を書きながら読むとよいでしょう。覚える……というよりも感覚的に理解することが重要です。

　この表の覚え方ですが、人が死ぬときには必ず最後はアシドーシスになります。**呼吸性アシドーシスは呼吸性（$PaCO_2$）の死にかけ、つまり呼吸をしなくなること**と覚えます。呼吸をしなくなるため、$PaCO_2$は上昇する……後はすべて矢印が逆、逆、逆となっていますので表は埋められることになります。

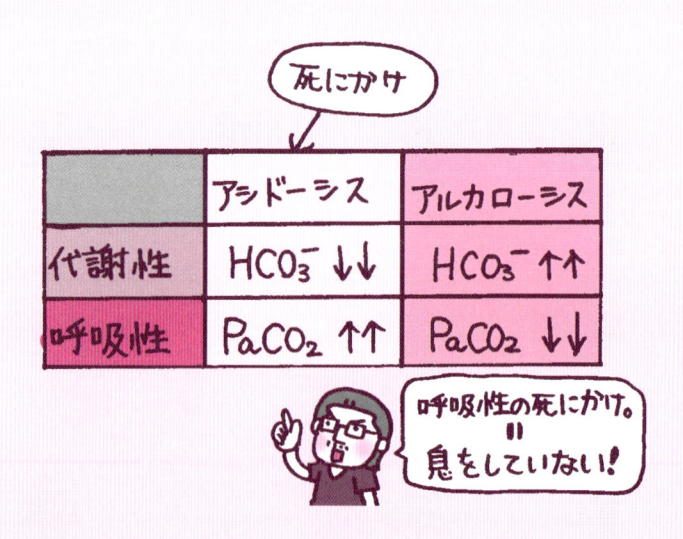

死にかけ ↓

	アシドーシス	アルカローシス
代謝性	HCO_3^- ↓↓	HCO_3^- ↑↑
呼吸性	$PaCO_2$ ↑↑	$PaCO_2$ ↓↓

呼吸性の死にかけ。
＝息をしていない！

ステップ1でアシデミア、アルカレミアに分けたあと、ステップ2ではその変化が呼吸性かどうかを判断します。アシデミアであればアシドーシスの列を、アルカレミアであればアルカローシスの列を見て、$PaCO_2$が矢印どおりに変化しているかどうかを判断します。矢印どおりに変化していれば呼吸性、そうでなければ代謝性……ということになります。

　さて、このステップ2までで○○性○○ーシスと判断をすることができました。臨床上の多くのシチュエーションでは、このステップ2までの判断で問題がないことがほとんどです。「ステップ1でアルカレミア、ステップ2で$PaCO_2$が低下していないから、呼吸性ではない、つまり代謝性アルカローシス！」などというように判断を下していきます。

ステップ3：HCO_3^-を見て、ここまでの判断が妥当かどうか確認

　最後のステップ3は、ステップ2で見つけた異常に矛盾点がないかどうか、重炭酸（HCO_3^-）を見て再確認をします。ここで**矛盾がある場合は、ちょっと特殊な混合性病態である**ことを意味します。HCO_3^-の変化は24mmol/Lで切って評価します。ここでは、代償も加えた、完成版の4分割表を用います。代償については次のセッション5で詳しく説明をします。

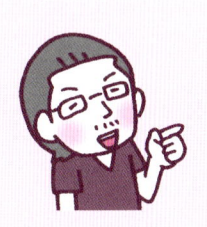

	アシドーシス	アルカローシス
代謝性	HCO_3^-　↓↓ （$PaCO_2$　↓）	HCO_3^-　↑↑ （$PaCO_2$　↑）
呼吸性	$PaCO_2$　↑↑ （HCO_3^-　↑）	$PaCO_2$　↓↓ （HCO_3^-　↓）

　どうでしょうか。これなら酸塩基平衡だって読めそうじゃないですか？血ガスを分類するなんて、誰にだってできることなのです。高校生にだって。血ガスで大切なことは、ここから**どうケアに活かしていくか、原因を見つけて除去する**ことができるかということなのです。この3ステップ法のすごいところは、代償や緩衝といった難しい概念がわからなくても分類ができることです。アニオンギャップ（AG）やベースエクセス（BE）、

代償限界も全く不要です。大切なことは、ステップ1、ステップ2、ステップ3と順序立てて進めていくことです。セッション6（→p.60〜）で実際に血ガスを使って読んでみます。

ナース　ムムム……。あんなによくわからなかった血ガスが、たったこんなことで読めるなんて信じられません。なんでこんなに簡単なのに誰も教えてくれなかったんですかね？　確かに、先生の言うとおりこれなら誰だって読めるようになりますよね。小学生の私の甥っ子でもできそうですもん。

研修医　確かに。たぶん、医者でも血ガスを読めない人って、結構多いと思うんですよね。上の先生でも読めてなさそうな人、たくさんいますもん。

ナース　ですよねー。でも、恋引先生はこの前血ガス読めてたじゃないですか。

研修医　うん、さすがでしょ？　僕の場合はね、血ガス聞かれたらアシドーシスって答えることに決めてるんだ。で、この前の患者さんは呼吸っぽかったから呼吸性のアシドーシスって答えたの。ポリクリのときに大学の頃の先輩が、「とりあえず答えとけ、アシドーシス」って教えてくれたからね。重症っぽい人はみんなアシドーシスなんだってさ。

ナース　先生、研修医の中ではできる医者っぽかったけど、なんか計算高い感じですね……。ちょっと幻滅です。

Dr.力丸　恋引せんせ。きみ、わかった風だったけど、じつは適当に答えてたんだね……。でも、重症っぽい人はアシドーシスっていうのは案外的を射てるんだよ。気道や呼吸の異常で重症な人は呼吸性アシドーシスになることが多いし、循環の異常の最重症型としてのショッ

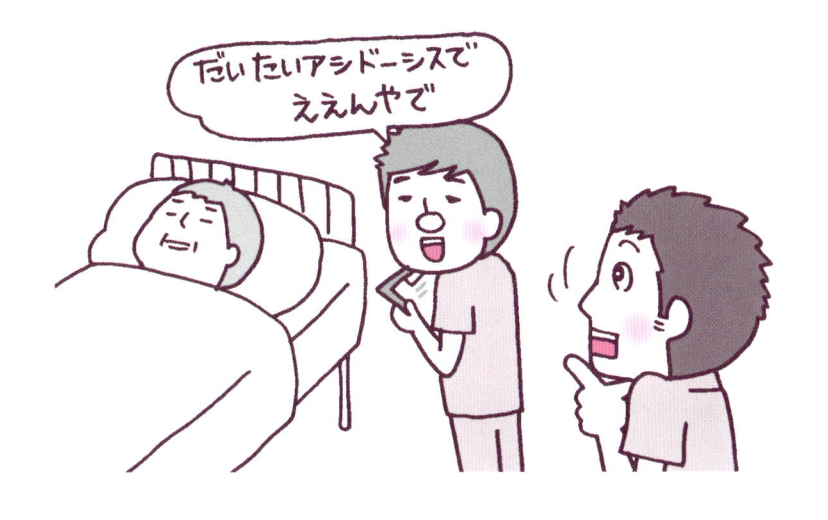

クの患者さんは代謝性アシドーシスになる。
- **研修医** 腎不全の末期とかも代謝性アシドーシスになりますよね。
- **ナース** 血ガスをとるような人って、重症の方が多いからってことですね。
- **研修医** あれ？　僕気づいちゃったんですけど、よく血ガスのセミナーとかで教わる、代償とか、緩衝とか、代償限界って、この方法で血ガスを読むと必要ないってことですか？　全く出てこないですよね。
- **ナース** 本当だ。よく先生たちがベースエクセス、ベースエクセスって言っていますけど、それすらもいらないんですか？
- **Dr.力丸** そうだね。どれも重要な考え方ではあるんだけど、シンプルに、誰もがわかるように、現場での使いこなしを目的にした場合には、この3ステップ法がベストだと思ってるよ。まずこの方法で血ガスに慣れ親しんでもらって、次のステップとして学んでほしい内容だね、そういうのは。
- **ナース** 簡単すぎる方法に何か問題はないんですか？

研修医 　全国で血ガスのセミナーをしている方々の組合から営業妨害で訴えられるとか？

Dr.力丸 　……（苦笑）。ごめんね、うまくボケを拾ってあげられなくて。

ナース 　いいんです。恋引先生のことはあまり気にしなくていいんですよ。

Dr.力丸 　3ステップ法の抱える潜在的な問題点は二つあるんだ。一つ目、3ステップ法では、pH7.40、$PaCO_2$ 40mmHg、HCO_3^- 24mmol/Lという正常値ど真ん中以外の血ガスを、すべていずれかの病態に振り分けてしまうんだ。

研修医 　別にそんなに悪いことではない気もしますが……。

Dr.力丸 　そのとおり。この後の本題にもつながってくるけど、異常（かもしれない）と認識し、原因検索を行い、対応を考えることが目的だからね。その上で、何もなければ結果オーライってわけ。

ナース 　すべての検査値が正常値の場合は、3ステップ法で読まなければいいんですかね？

Dr.力丸 　そうだね。

ナース 　もう一つの問題点って、なんですか？

研修医 　全国血ガスセミナー組合からにらまれること？

Dr.力丸 　（話題をスルー）。複雑な混合病態の評価が難しいことかな。例えば、慢性の代謝性アルカローシスの人が、ショックで急性の代謝性アシドーシスになって、そこから悪化して呼吸性アシドーシスを合併した……なんてシチュエーションもまれにあるんだ。

研修医 　さすがにそれは複雑過ぎる……。

ナース 　そんなの、本当に見分けなきゃいけないんですか？

Dr.力丸 　いや、いらないと思うね。世の中には、こういった混合病態を見分けることができるように、いろんな公式が出てくるんだ。代償限界の予測値とか、アニオンギャップ、デルタギャップ、補正重炭酸

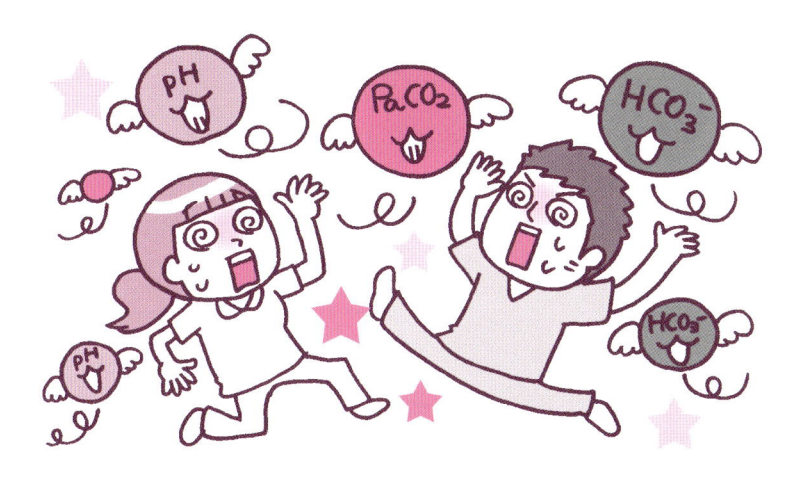

……、血ガスのプロになると、血ガスを見ただけで、サリチル酸中毒とか、敗血症性ショックを見分けちゃったりするんだ。

研修医 すげー。もはや神の領域ですね。

ナース 私は、別にそこまでのすごいことは望んでいないですけど……。

研修医 まあ、中毒なんて現病歴からわかることも多いし、敗血症性ショックだって病歴とかフィジカルとか、検査とかで補えますもんね。

Dr.力丸 そのとおり！　僕ら臨床家は**多くの情報から、総括的に判断を下す**ことができるよね。血ガスもその一つ。臨床で使いこなす、特に血ガスの初学者が血ガス結果から得るべきものは、主病態を把握すること。そして原因を評価すること、換気サポートを中心としたとりあえずの対応を取ること。これに尽きるね。だから、3ステップ法なんだ。極限まで、不要なものを削り、シンプルで誰もが使いこなせる方法が必要だったんだ。

ナース なるほどー。別に、全員が神の領域をめざす必要なんてないですもんね。

研修医 僕は目標を高く、いつか神の領域に……。

> **このsessionのポイント**
> - 血ガスを見たら、まずは酸素化、次いで換気の評価を行います。換気の評価はPaCO₂値が高いor低いの判断まで。介入には踏み切りません。
> - 血ガスの酸塩基平衡は3ステップ法で読みます。無心に3ステップを進めれば、自動的に血ガスを分類できます。
> - ステップ3（HCO₃⁻の確認）は混合性の酸塩基平衡を見つけるためのものです。

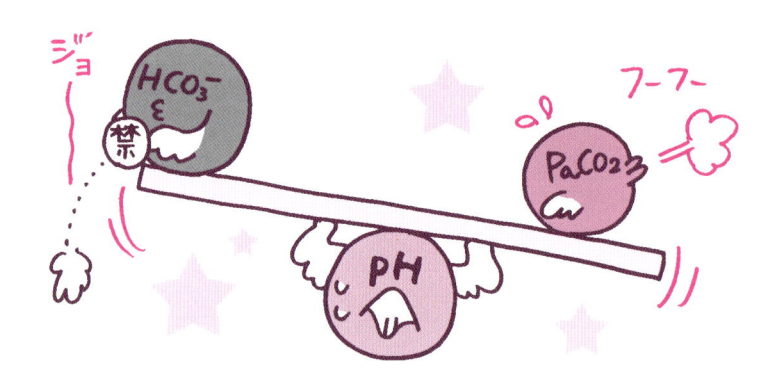

乳酸値

乳酸値は、流行ったり廃れたりを繰り返しながら、長年にわたって臨床で根強く使用され続けている検査項目です。手軽に乳酸値を見たいので血ガスを……なんて施設も多いと思います。血ガスでの酸塩基平衡と合わせて評価をすることでより有用となるため、多くの血ガス検査器で測定が可能となっています。古くから組織低灌流、低酸素の指標として研究が進んでおり、近年では重症敗血症・敗血症性ショックの領域でふたたび脚光を浴びています。かのMarino先生の『ICUブック』さま（日本語版はメディカル・サイエンス・インターナショナル社刊）によると、乳酸値が2mmol/Lを超えると致死的な転帰をたどる可能性が60％、4mmol/Lを超えると致死的な転帰をたどる可能性が80％、10mmol/Lを超えるとほとんどの患者は死亡する……と記載されています（古い研究がもととなっているので、現在ではもう少し結果は良好と思われます）。

乳酸は、ショック・低血圧などの低灌流や、低酸素症、けいれん発作などの嫌気性代謝の結果として産生されます。その他の原因として、薬物（アセトアミノフェン、プロポフォールなど）や肝不全などがあり、喘息発作（呼吸筋での乳酸産生によると考えられている）でも認められるとされています。けいれん発作の場合は、高頻度で著しい高値をとりますが、適切な全身管理によって容易に乳酸値は低下し、多くの場合で良好な転帰をとります。プロポフォールによる高乳酸血症はプロポフォール注入症候群（PRIS）として知られ、酸素の利用障害の結果として乳酸値が上昇し、転帰は不良とされています。

乳酸値が高い場合には、何か重大なイベントが起きている（起きていた）ハズ、と考え、迅速にアクションを起こしましょう。

session 5 代償反応を理解しよう

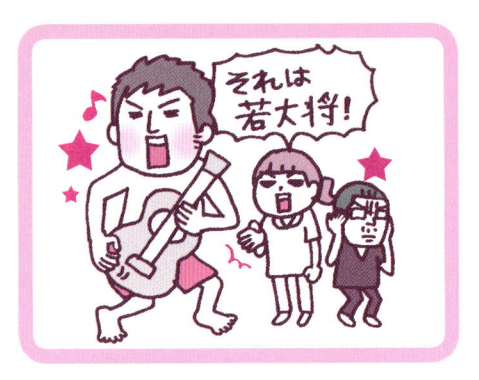

さて、前章セッション4では3ステップ法を用いて、血ガスが読める（＝4分割表の○○性○○ーシスに分類できる）ようになってもらいました。代償やベースエクセス、アニオンギャップなどの難解そうなものは一切使わなかったことに気づかれたでしょうか。このセッションで取り上げる"代償"は、知らなくても分類はできる、けれども知ってもらうともっと血ガスが身近になる……。そんな存在です。

恒常性（ホメオスターシス）は呼吸と腎臓のバランスで調節されます。つまり、**呼吸でつかさどる$PaCO_2$と腎臓（代謝）でつかさどる重炭酸HCO_3^-が、酸塩基平衡（pH）としての水素H^+を規定している**……というわけです。

酸塩基平衡のコツは「覚えない」こと、自分の体の中でどんなサポート体制があるのか「理解」してみましょう。いつもながら、驚くほど「かんたん」に、誰もが理解できる内容のハズです。

Dr.カ丸の血ガストーク❺

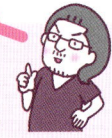

セッション4で出てきた、4分割表を覚えているでしょうか。覚えなくても作成できるっていうお話しをさせていただいた、あの、4分割表の完成版が次のページの表です。

4つのマスそれぞれにカッコが追加されました。これが代償反応を表したものです。代謝と呼吸は相補関係にありますので、代謝に問題が起きたときには呼吸がサポート、呼吸に異常が起きたときには代謝がサポート……という切っても切れない関係があるのです。

	アシドーシス	アルカローシス
代謝性	HCO_3^- ↓↓ ($PaCO_2$ ↓)	HCO_3^- ↑↑ ($PaCO_2$ ↑)
呼吸性	$PaCO_2$ ↑↑ (HCO_3^- ↑)	$PaCO_2$ ↓↓ (HCO_3^- ↓)

　どちらか一方に異常が起きたときに、もう一方がどのようなサポートを行うか、それが"代償"です。結論から言いますと、この表のカッコの部分が代償反応を表しているのです。例えば、代謝性アシドーシスでHCO_3^-が低下してアシデミアになると、その異常事態に対して呼吸は$PaCO_2$を下げてサポートする……というわけです。この代償を理解できるかどうかが、血ガスを好きになれるか、楽しめるかどうかのポイントとなります。

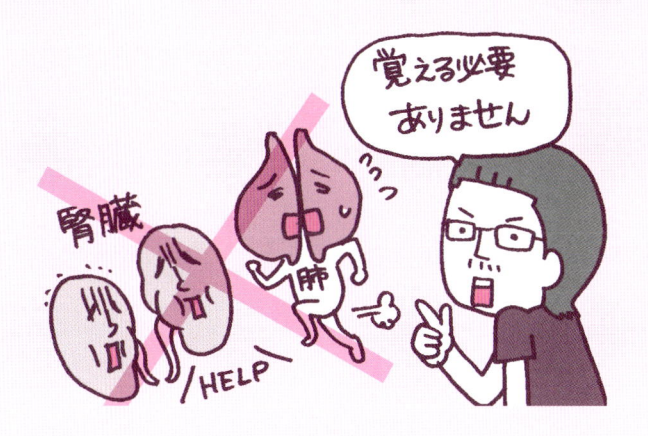

　この代償反応は、決して覚えないことが大切です。この本の読者の中には、丸暗記が得意で脳内メモリにもまだまだ空き容量が余っている……という方がいらっしゃるかもしれませんが、それならこんなことにメモリを使わずに、ミシュランガイドでごはんの美味しいお店を丸暗記して覚えることをオススメします。その方が絶対に日常生活に役立ちます。代償は「覚えずに理解」が鉄則です。それでは、説明を始めます。

先ほどの４分割表を見ていただいて、各マスの上の段、矢印が２つあるものが、いわゆる一次性の変化というヤツです。この２つ矢印の異常が起きたせいで、○○性○○ーシスになってしまったということです。各コマの下の段、カッコの中の、矢印が１つの項目が代償変化、いわゆる二次性の変化というヤツです。腎臓、呼吸でのサポート体制の結果、どのような変化が起きたかを示します。下の式を見てみてください。

$$H^+ + HCO_3^- \rightleftarrows CO_2 + H_2O$$

　これが平衡式です。腎臓（代謝）で調節されるHCO_3^-と、呼吸で調節される$PaCO_2$が相互的に反応し、同じ式の中の水素H^+の量が決まります。H^+は酸性・アルカリ性（pH）を規定する物質ですから、**HCO_3^-と$PaCO_2$の値によってpHが決まってくる**ことがわかります。そして、よくわからないのが、この真ん中の記号（$\rightleftarrows$）でしょうか。これは平衡記号であり、右から左への反応と、左から右への反応は同じ速度で起きているため、一見すると変化がないように見える……というものです。まあ、実質的には変化していない状態で、異常が起きたら右に、左に変化すると思ってください。

　で、ここからが代償を理解するための本題です。代償はものの本によると、お財布のお金の出入りや、家計簿、秤などでたとえられることがありますが、ここでは砂場の砂を用いて説明します。たぶん、いや絶対？　これがいちばんわかりやすいハズ。世界でいちばんはダテじゃないって思ってもらえるといいんですけど。

　じゃあ、まずは代謝性アシドーシスを考えてみましょう。**砂漠の砂をイメージしてください**。さらさらとした砂が、平たく、目の前に広がっています。まっ平らで凪いだ状態の砂漠が、完全に正常な、酸塩基平衡のバランスがとれた状態です。代謝性アシドーシスは、一次性変化で重炭酸HCO_3^-が下がって引き起こされます。さらさらとした砂漠で突然、代謝性アシドーシス、つまりHCO_3^-の部分に深く穴が開いてしまった状況です。砂漠のさらさらとした砂に、深く深く、井戸のように穴が掘られま

す。これが代謝性アシドーシスです。なんのこっちゃ？　って感じですか？　ここからが代償の醍醐味です。

　深く深く、井戸のように頑張って穴を掘ってみましたが、砂漠の砂はサラサラとしていますから、当然のように砂は崩れ、穴は埋まってしまいます。これが、"代償"です。深く深く穴が掘られて、代謝性アシドーシスという異常事態になってしまった。こんなにHCO_3^-の部分に穴があるような異常事態は危険なため、人体が砂を崩して、深い穴を少しでも埋めようとしているのです。式でいうと化学反応を左向きに進めることになります。そうすると、どうでしょう。$PaCO_2$の部分の標高は元の高さに比べてどうなっていますか？　砂が左に流れたため、$PaCO_2$の部分の高さは下がる、つまり**「代謝性アシドーシスでHCO_3^-が下がると、その穴を少しでも埋めようとして$PaCO_2$は低下する」**ことになります。これが、"代償"です。もちろん、どんなに穴を埋めようとしても、HCO_3^-の深さよりは必ず浅くなります。これを難しくいうと、「二次性の変化は一次性の変化を超えない」という各種参考書に書いてある難解な文言になります。

　代償は決して覚えない、体内で何が起きているか、イメージを持てるようになってください。

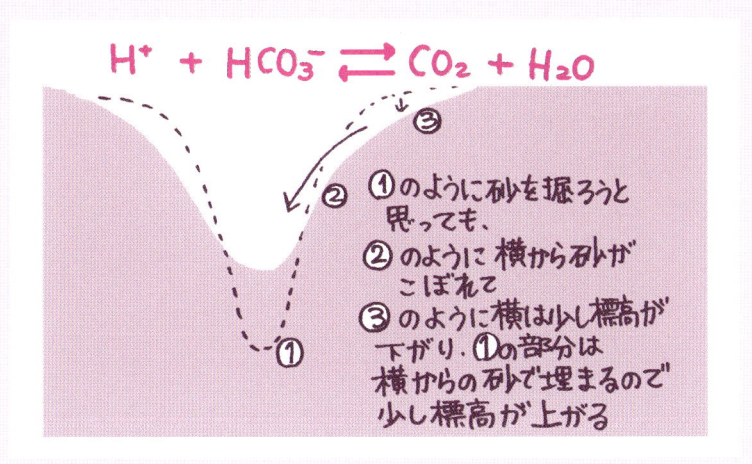

session 5 代償反応を理解しよう

$$H^+ + HCO_3^- \rightleftarrows CO_2 + H_2O$$

①のように砂を掘ろうと思っても、
②のように横から砂がこぼれて
③のように横は少し標高が下がり、①の部分は横からの砂で埋まるので少し標高が上がる

4分割表のすべてを解説すると、眠くなってしまう（教えている方が）ので、もう一つだけ、解説をしてみたいと思います。呼吸性アシドーシスを考えてみましょう。砂漠の砂をイメージしてください。さらさらとした砂が、平たく、目の前に広がっています。呼吸性のアシドーシスは4分割表によると、$PaCO_2$が上昇し、アシドーシスになること。さらさらとした砂漠が突然、呼吸性アシドーシスになります。例えば、上部消化管内視鏡検査のために鎮静薬を用いたら、ちょっと効きすぎちゃった……なんてシチュエーションです。平たかったはずの砂漠に、$PaCO_2$の部分へどんどんと高く、バケツで砂を積んでいきます。高く、高く砂を積んでみましょう。当然のごとく、積んだ砂は崩れます。がんばって芸術的に高く積んだ砂のタワーが崩れると、タワーの高さは下がり、代わりにHCO_3^-の部分の標高はちょこっと高くなります。これが"代償"です。危険なまでに上昇してしまった$PaCO_2$を、とりあえず下げるためにタワーを崩すのです。「**呼吸性アシドーシスで$PaCO_2$が上昇すると、その高さを下げようとタワーは崩れ、HCO_3^-は少し上昇する**」。これが"代償"です。どうですか？　何とかイメージできましたか??　興味があれば、あとの二つもやってみてください。同じように説明ができるはずです。

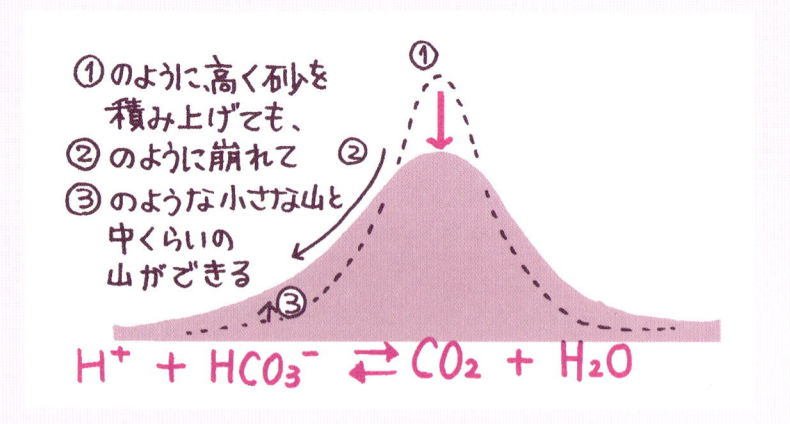

①のように高く砂を積み上げても、②のように崩れて③のような小さな山と中くらいの山ができる

$H^+ + HCO_3^- \rightleftarrows CO_2 + H_2O$

研修医 ……

ナース ……

研修医 代償って、たったこれだけのことだったの？

ナース 私も、代償って、もっと難しいことだと思っていました。これが、私の体の中でも起こっているんですね。

Dr.力丸 そうだよ。わかってしまえばなんてことのない、シンプルな自然の摂理の一つだね。

研修医 確かに、これなら覚えちゃダメだっていうのもうなずけるね。

ナース 私、ちょっと血ガス読んでみたくなっちゃった……。

研修医 僕も。今なら、できる風じゃなくて、普通に読めそう。

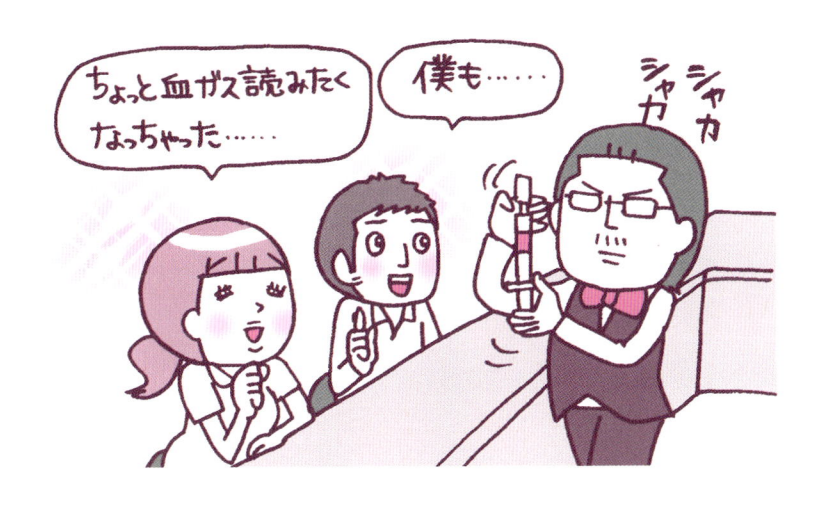

Dr.力丸 血ガスって、ちょっと楽しそうでしょ。ただ4分割表に分類するだけなら3ステップ法でいいんだけど、代償が理解できると奥が深まる感じがするよね。

あと、注意点が一つ。呼吸性の代償は、呼吸が早くなったり、遅くなったりして速やかにサポート機能が働くんだけど、**代謝性の代**

償は少し時間がかかるってことは覚えておいてください。代謝性の代償は、腎臓の尿細管で尿中の重炭酸を再吸収したり、抑制したりして排泄量を調節しています。**この変化は数日から1週間程度かけて、緩やかに完成**します。

研修医 あ、本で読んだことある。**代償がキッチリと効いてきていれば慢性経過で、代償が十分に効いていなければ急性変化**が疑われるって書いてありました。

ナース お、勉強してますよアピールだ。

研修医 だてに力丸先生の一番弟子やってないですから。

ナース 一番弟子なの？ 初めて聞いた。この前、外科の梶原先生にも一生ついていくって言ってなかった??

研修医 おっと、それは力丸先生には内緒だよ。力丸先生、梶原先生のは社交辞令ですからね。

Dr.力丸 恋引先生、うれしい社交辞令ありがとう（冷）。この、急性か、慢性か、あるいは混合病態かの鑑別のために、ベースエクセス（BE）が使えるんだ。BEについてはまた別にコラム（→p.93）で説明するね。まずは、そんなの知らなくても血ガスは読める、代償は理解できるってことを知ってほしいかな。

ナース はーい。

Dr.力丸 もう一つ、注意事項。というか、お約束があります。今二人とも、何となく血ガスが読める気がしてない？

研修医 バッチリですよ。もう完璧です。

ナース 私も、何だか読めそうな気がしてます。

Dr.力丸 ここまでの説明通り、血ガスなんて誰にでも読めます。誰にでも代償は理解できます。ここでお願いですが、臨床で血ガスを2、3回読んで、血ガスに慣れ親しむまで、しばらくの間はこの本以外の血ガスの本を決して開かないでください。たぶん今読んでしまうと

なまじっか血ガスを知ってしまいましたから、本に書いてあるいろいろな惑わされる内容で間違いなく混乱してしまうでしょう。だからまずは、しばらくは僕だけを信じて、疑わずについてきてください。

ナース　その言葉、プライベートで誰かに言ってほしいです……。

研修医　どこまでもついていきます！

このsessionのポイント

- 代償は知らなくても、3ステップ法で血ガスは分類できます。が、代償を知っていた方が血ガスが楽しくなります。
- 代償は覚えちゃいけません。砂漠の砂をイメージして、理解することがポイントです。

代償限界、代償の予測式について

column

　酸塩基異常があったときに、人体では代謝（腎臓）が呼吸（肺）を、呼吸（肺）が代謝（腎臓）を、お互いにサポートし合う関係にあります。これを代償機構といいました（詳しくは、このセッション5の最初に戻ってください）。この代償機構は、無意識に、強制的に、生理的な反応として引き起こされます。もちろん、腎不全の状態では腎臓での代謝性代償は望めませんし、COPDなどの呼吸不全があった場合の呼吸性代償は非常に限られたサポートにとどまるでしょう。呼吸中枢に異常があった場合には、代謝性変化に対する呼吸性代償は得られない可能性があります。このような合併症がなかった場合、通常の人間であればこのくらいの代償性変化が望める……というような予測を行うことができます（表）。教科書・参考書によって多少の違いはありますが、ここでは代表的な予測式・代償限界について記載してみました。

表 ● 酸塩基平衡に関する代償の予測範囲

呼吸性アシドーシス	急性	$\Delta HCO_3^- = 0.1 \times \Delta PaCO_2$
	慢性	$\Delta HCO_3^- = 0.35 \times \Delta PaCO_2$
呼吸性アルカローシス	急性	$\Delta HCO_3^- = 0.2 \times \Delta PaCO_2$
	慢性	$\Delta HCO_3^- = 0.5 \times \Delta PaCO_2$
代謝性アシドーシス		$\Delta PaCO_2 = 1.2 \times \Delta HCO_3^-$
		予想される$PaCO_2 = 1.5 \times HCO_3^- + 8 \pm 2$
代謝性アルカローシス		$\Delta PaCO_2 = 0.7 \times \Delta HCO_3^-$
		予想される$PaCO_2 = 0.9 \times HCO_3^- + 15$

※Δ○○とは、基準値からの差を表します。

　これらの予測式・代償限界を覚える必要は全くありません。興味がわいたときに計算ができるように、ふだん持ち歩いている手帳に縮小コピーをして貼っておけば十分です。研修医や若手の医師が、人間の代償機構がどのくらいなのか、勘を養うために当面のあいだ計算をしてみる分にはよいと思いますが、コ

メディカルスタッフが臨床で計算をするメリットもあまりありません。代償の予測式・代償限界を計算することのメリットは以下の通りですが、非常に限られたシチュエーションでのみ効果を発揮します。

・複雑な、複合した酸塩基平衡異常の存在を探る
・代償機構の破綻を早めに予測する

　複合病態の把握ですが、予想される代償変化を超えた値を呈している場合には何らかのほかの病態が隠れていると気づくことができます。複雑な複合病態の解明には、3ステップ法よりもより複雑な判読法が必要となりますが、まずは目の前の異常をひとつずつ除去していくことによって、次の隠れた異常、次の…と順次解明できますので、この本では3ステップ法をオススメします。

　代償変化の破綻に関してですが、以下の二人の患者さんがいたとしましょう。一見すると、アシデミアが強い②の方がヤバそうです。

① pH 7.20、PaO_2 80mmHg、$PaCO_2$ 35mmHg、HCO_3^- 14mmol/L
② pH 7.15、PaO_2 80mmHg、$PaCO_2$ 24mmHg、HCO_3^- 10mmol/L

この二人の予測される代償範囲を計算してみましょう。①の患者さんは29±2であることが予想されます。一方、②の患者さんの予想される代償範囲は23±2です。ということは、①の患者さんは、代償範囲を逸脱している……つまり、本来適切な代償として$PaCO_2$が29±2mmHg程度でなければいけないのが、十分に代償できていない、つまり代償機構が破綻していることがわかるのです。ほどなく、さらに病態は悪化することが予想されますので、気管挿管などの人工呼吸管理を至急手配しなければ……ということになるのです。

　どうです？　意外に大切そうですか？？

　僕は、今まで何度もこんなシチュエーションには出会っていますが、血ガスでちゃんと代償限界を計算していてよかった……と感じたことは一度としてありません。なぜか？　代償で頑張ってハアハアしていた患者さんの意識レベルが低下し、呼吸は浅く、リズムも不整となり、だんだんと頻呼吸が保てなくなってくる……、臨床家であれば誰だってヤバいと気づけるハズなのです。そんな状況で血ガスの代償限界を計算している暇があったら、ベッドサイドに足を運びなさいってハナシです。

　どうです？　代償限界、覚えてやろうって気になりましたか？？

session 6 血ガスを読んでみよう（練習編）

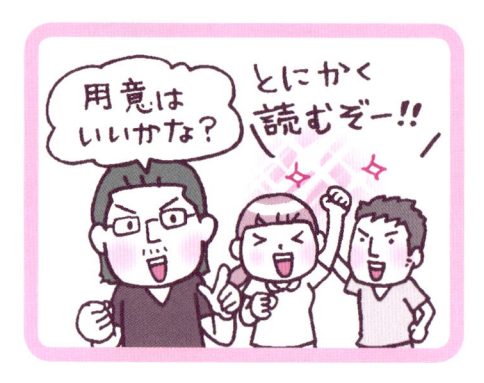

このセッションでは、「とにかく血ガスを読んでみようぜ！」ってことで、シンプルな酸塩基平衡異常をどんどん読んでみたいと思います。臨床現場では、時折シンプルではない（＝混合性の）酸塩基平衡異常がありますが、その場合でもまず取り組むべき異常は何なのかを明らかにすることが重要です。ここまでの血ガスの知識を使っての「血ガスを読む」の練習の場になりますので、このセッションはちょっと構成を変えて、3人の喜劇問答はお休みさせていただきます。残念がる方はいらっしゃらないとは思いますが、ご了承くださいませ。

Dr.力丸の血ガストーク❻

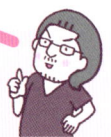

では、「血ガスを読む」実践を積んでみたいと思います。4分割表を片手にトライしてみましょう。

症例① O_2 2 L/min：pH 7.25、PaO_2 100 mmHg、$PaCO_2$ 70 mmHg、HCO_3^- 26 mmol/L

患者背景はあえて隠して、血ガスだけを純粋に分析してみましょう。血ガスでPaO_2はあんまり重要ではないんですよ……なんて言っても、どうしてもPaO_2が気になってしまうアナタ！　もういっそのこと、酸素化を先に評価してしまいましょう。今は鼻カニュラ2 L/minで酸素を投与していますので、p.24の一覧表から酸素濃度は約28％であることがわかります。この患者さんのPaO_2は100 mmHgなので、PF比つまり$PaO_2 \div F_IO_2 \fallingdotseq 357$となります。人工呼吸中に比べて、酸素療法の$F_IO_2$は多少アバウト

なので、PF比は「約」としておいてください。

次いで、換気の評価に移りましょう。$PaCO_2$は70mmHgです。正常値は35〜45ですから、明らかな高値です。ですが、この段階では「わー大変、挿管、挿管！」とならずに、落ち着いて酸塩基平衡の評価に移りましょう。$PaCO_2$は高くても大丈夫な場合もあるからです。

さて、本題の酸塩基平衡の評価です。準備は大丈夫ですか？

ステップ1：**pHを正常値ど真ん中の7.40でぶった切る！** 7.40以下ならアシデミア、それより大きければアルカレミアです。この患者さんのpHは7.25ですから、アシデミアと判断します。

ステップ2：ステップ2は、**ステップ1で確認したアシデミア・アルカレミアが呼吸性の酸塩基平衡異常かどうかの評価**を行います。アシデミアのときには、4分割表のアシドーシスのところだけを見てください。

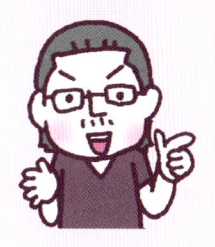

	アシドーシス	アルカローシス
代謝性	HCO_3^- ↓↓ （$PaCO_2$ ↓）	HCO_3^- ↑↑ （$PaCO_2$ ↑）
呼吸性	$PaCO_2$ ↑↑ （HCO_3^- ↑）	$PaCO_2$ ↓↓ （HCO_3^- ↓）

呼吸性アシドーシスでは$PaCO_2$が上昇します。酸塩基平衡の異常は呼吸性か代謝性の2択なので、呼吸性じゃなければ代謝性とわかります。この患者さんの$PaCO_2$は70mmHgと上昇しています。つまり、このステップ2で、呼吸性アシドーシスと判断することができます。

ステップ3：**HCO_3^-を確認し、ステップ2で判断した酸塩基平衡異常に矛盾がないかどうか判断**します。矛盾がある場合には、混合性の酸塩基平衡異常があるとわかります。HCO_3^-は$PaCO_2$に比べて変動の幅が小さいので、HCO_3^-で1〜2mmol/L程度の多少の誤差は出ることがあります。ちょっと広めのこころで臨んでください。この患者さんは、ステップ2で呼吸性アシドーシスだとわかりました。4分割表を見ると、呼吸性アシドーシスではHCO_3^-は上昇するハズです。確認してみましょう。

	アシドーシス	アルカローシス
代謝性	HCO$_3^-$ ↓↓ (PaCO$_2$ ↓)	HCO$_3^-$ ↑↑ (PaCO$_2$ ↑)
呼吸性	PaCO$_2$ ↑↑ (HCO$_3^-$ ↑)	PaCO$_2$ ↓↓ (HCO$_3^-$ ↓)

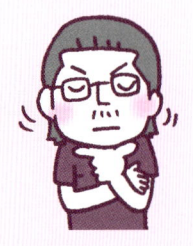

　この患者さんのHCO$_3^-$は26mmol/Lと軽度上昇していることが確認できました。ステップ2でわかった呼吸性アシドーシスで矛盾はなさそうです。

　いかがですか？　酸塩基平衡の評価なんて簡単でしょ？　この患者さんは、整形外科の骨折術後患者さんで、疼痛とせん妄に対して鎮痛薬（ソセゴン®＋アタラックス®P）を投与したら、意識レベルが低下し呼吸が減弱してしまった症例でした。次の症例に移りましょう。

症例②　O$_2$ 1L/min：pH 7.25、PaO$_2$ 80mmHg、PaCO$_2$ 25mmHg、HCO$_3^-$ 15mmol/L

　まずは、酸素化の評価をしましょう。鼻カニュラ1L/minなので、酸素濃度は約24％です。鼻カニュラ1L/minでPaO$_2$ 80mmHgと表現してもよいですし、PF比で表現してもかまいません。ちなみに、PF比は80÷0.24≒333、約333とわかります。次いで、換気の評価です。PaCO$_2$は25mmHgと正常値35～45に比べて明らかに低下しています。PaCO$_2$は低下している場合（＝バイタルサインは頻呼吸）も要注意です。「PaCO$_2$は貯留してないからいいやー」ではなく、冷静に酸塩基平衡の評価を進めましょう。もちろん、PaCO$_2$は病態により最適値が異なるので、この段階で積極的に上げてしまってはいけません。PaCO$_2$が低いことを認識し、次の酸塩基平衡の評価にコマを進めます。酸塩基平衡の3ステップは……。

ステップ1：pHは7.25なので、アシデミアです。
ステップ2：アシデミアのときにはアシドーシスの列のみを見るようにしましょう。アシドーシスでは、呼吸性だとPaCO$_2$が上昇します。そう

でなければ代謝性です。

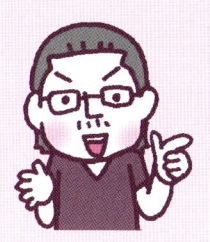

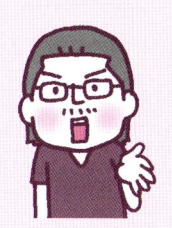

	アシドーシス	アルカローシス
代謝性	HCO_3^- ↓↓ ($PaCO_2$ ↓)	HCO_3^- ↑↑ ($PaCO_2$ ↑)
呼吸性	$PaCO_2$ ↑↑ (HCO_3^- ↑)	$PaCO_2$ ↓↓ (HCO_3^- ↓)

　この患者さんの$PaCO_2$は25mmHgと上昇していません。つまり、この患者さんは呼吸性アシドーシスではない、すなわち代謝性アシドーシスであることがわかったわけです。

ステップ3：4分割表によると、代謝性アシドーシスの場合には、HCO_3^-は低下すると書いてあります。確認してみましょう。

	アシドーシス	アルカローシス
代謝性	HCO_3^- ↓↓ ($PaCO_2$ ↓)	HCO_3^- ↑↑ ($PaCO_2$ ↑)
呼吸性	$PaCO_2$ ↑↑ (HCO_3^- ↑)	$PaCO_2$ ↓↓ (HCO_3^- ↓)

　この患者さんのHCO_3^-は15mmol/Lと、正常値の24から明らかに低下しています。血ガスは、代謝性アシドーシスで間違いなさそうです。
　この患者さんは、急性腎不全でそろそろ血液浄化療法（透析）をしようと準備をしていた状況でした。

症例③　O_2 1 L/min：pH 7.50、PaO_2 100mmHg、$PaCO_2$ 25mmHg、HCO_3^- 23mmol/L

　もう慣れてきました？「しつこいなー、ウザいなー」なんて思わずに、もう少しだけ解説させてください。

酸素化：鼻カニュラ1L/min、つまり酸素濃度は約24％です。PF比でいうと、100÷0.24≒417です。

換気：$PaCO_2$は25mmHgと低値です。異常値ではありますが、この段階

ではアクションを起こさずに、酸塩基平衡の評価に進みましょう。
ステップ1：pHは7.40を境に分類します。この患者さんは7.50なので、アルカレミアです。
ステップ2：ステップ1でアルカレミアの場合は、アルカローシスの列だけ見ましょう。

	アシドーシス	アルカローシス
代謝性	HCO_3^- ↓↓ ($PaCO_2$ ↓)	HCO_3^- ↑↑ ($PaCO_2$ ↑)
呼吸性	$PaCO_2$ ↑↑ (HCO_3^- ↑)	$PaCO_2$ ↓↓ (HCO_3^- ↓)

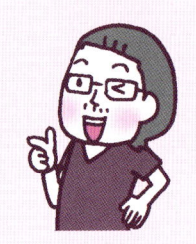

　ステップ2は、$PaCO_2$を見て、アルカローシスが呼吸性かどうかの判断をするのでした。4分割表によると、呼吸性アルカローシスでは$PaCO_2$は低下します。この患者さんの$PaCO_2$は25mmHgですから、正常値の35～45に比べて、明らかに低下しています。この患者さんは、呼吸性アルカローシスであることがわかります。
ステップ3：4分割表によると、ステップ2で判明した呼吸性アルカローシスでは、HCO_3^-は低下するとあります。

	アシドーシス	アルカローシス
代謝性	HCO_3^- ↓↓ ($PaCO_2$ ↓)	HCO_3^- ↑↑ ($PaCO_2$ ↑)
呼吸性	$PaCO_2$ ↑↑ (HCO_3^- ↑)	$PaCO_2$ ↓↓ (HCO_3^- ↓)

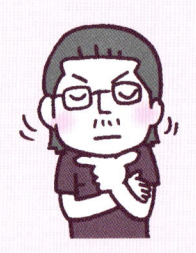

　この患者さんのHCO_3^-は23mmol/Lと軽度低下しています。ステップ2で判断した呼吸性アルカローシスに間違いはなさそうです。この患者さんは、便秘による腹痛で、あまりにも痛くて過換気症候群となっていた患者さんでした。

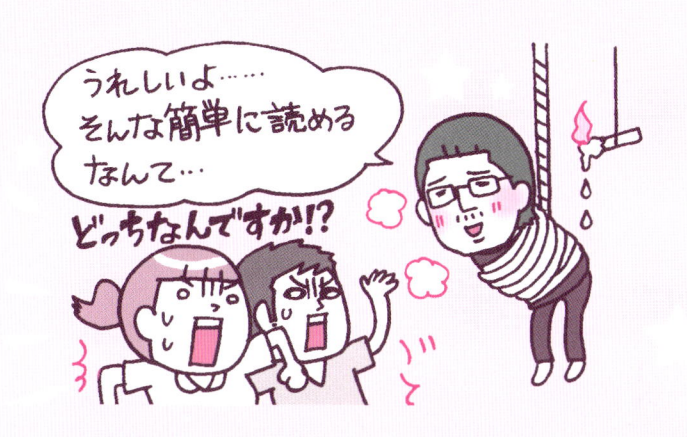

「しつこいなー、ウザいなー」なんて感じていらっしゃる方！　僕はとてもうれしいです。力丸先生はMっ気があるから……ではなくて、皆さんが血ガスを読むことをそんなにも簡単にできてしまったことが、です。血ガスなんて、こんなにどうってことなく読めるものなのです。

症例④　室内気：pH 7.50、PaO_2 80mmHg、$PaCO_2$ 55mmHg、HCO_3^- 35mmol/L

呼吸性・代謝性アシドーシス、呼吸性アルカローシスとくれば、最後は……なんて姑息な考えをせずに、血ガスを読んでみましょう。

酸素化：室内気（ルームエアー）ですから、酸素濃度は21％です。PF比でいうと、80÷0.21≒381。酸素化はあまり問題なさそうです。

換気：$PaCO_2$は55mmHgと高値です。「ヤバい、CO_2が溜まってる！」とヤバいモードにならずに、酸塩基平衡の評価に進みましょう。

ステップ1：アルカレミアです。

ステップ2：$PaCO_2$が低下していないので、呼吸性アルカローシスではありません。

	アシドーシス	アルカローシス
代謝性	HCO_3^- ↓↓ ($PaCO_2$ ↓)	HCO_3^- ↑↑ ($PaCO_2$ ↑)
呼吸性	$PaCO_2$ ↑↑ (HCO_3^- ↑)	$PaCO_2$ ↓↓ (HCO_3^- ↓)

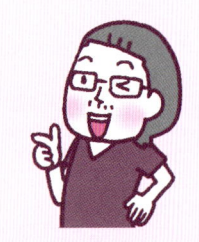

　つまり、代謝性アルカローシスとわかります。

ステップ3：4分割表によると、代謝性アルカローシスではHCO_3^-が上昇する、とあります。

	アシドーシス	アルカローシス
代謝性	HCO_3^- ↓↓ ($PaCO_2$ ↓)	HCO_3^- ↑↑ ($PaCO_2$ ↑)
呼吸性	$PaCO_2$ ↑↑ (HCO_3^- ↑)	$PaCO_2$ ↓↓ (HCO_3^- ↓)

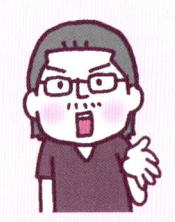

　確認すると、この患者さんのHCO_3^-は35mmol/Lと正常値の24に比べて明らかに上昇しています。この患者さんの酸塩基平衡は、代謝性アルカローシスとして矛盾はありません。

　どうです？　かなりスラスラと読めるようになりましたか？？　血ガスって、そんなに難しくないですよね。ちなみに、この症例④の患者さんは、代謝性アルカローシスの呼吸性代償で、患者さんがわざと$PaCO_2$を溜めてくれている（＝小さく、ゆっくりとした呼吸になっている）状況です。換気の評価の段階で、「わー大変、CO_2が溜まっている！」なんて浅はかに判断して大慌てなんてしないでくださいね。**「わざと」溜めてくれているCO_2は、溜まっていてしかるべき状況**です。$PaCO_2$が高いからといって安易に下げずに、落ち着いて評価をしましょう。

　この患者さんは、利尿薬（ラシックス®）を処方された通りに、毎日欠かさずに長年飲んでいた優良な慢性心不全の患者さんです。この血ガスの検査では、同時に低カリウム血症があることがわかり、そちらを補

正しく、ラシックス®の減量＆スピロノラクトン（アルダクトン®）の追加でだんだんと代謝性アルカローシスは改善してきました。

症例⑤　O_2 8 L/min：pH 7.00、PaO_2 60mmHg、$PaCO_2$ 70mmHg、HCO_3^- 15mmol/L

発展問題です。ここまでの流れどおりに、この患者さんの血ガスを読んでみましょう。

酸素化：O_2投与はリザーバー付きマスク（RM）8 L/minなので、酸素濃度は約80％です。PF比は、60÷0.8＝75で著しい酸素化障害があることがわかります。人工呼吸管理が必要となる可能性が極めて高い状況ですが、まずは次の換気の評価に進みましょう。

換気：$PaCO_2$は70mmHgと、明らかに上昇しています。酸素化の評価と合わせて、やはり人工呼吸になってしまう可能性は高そうです。まわりのスタッフに依頼をして、バッグ換気・気管挿管の用意を進めてもよいですが、ここは落ち着いて酸塩基平衡の評価に進みましょう。

ステップ1：pH7.00なので、著しいアシデミアがあります。

ステップ2：アシデミアのときには、アシドーシスの列だけを見ます。4分割表によると、$PaCO_2$が上昇していれば呼吸性アシドーシスです。この患者さんの$PaCO_2$は70mmHgと上昇していますので、ステップ2までで呼吸性アシドーシスであることがわかります。この段階で、酸素化も著しく悪いし、呼吸性アシドーシスでCO_2が貯留してしまっている異常事態であることがわかったので、バッグ換気や気管挿管に踏み切ってOKです。酸塩基平衡の評価は3つのステップで構成されていますが、臨床上はこのステップ2までで大抵の場合は十分です。まず行うべきことは、このステップ2までできちんと行えるはずなのです（特に人工呼吸の必要性は大事！）。ここでは、少し余裕があるので、ステップ3に進みましょう。

ステップ3：4分割表によると、呼吸性アシドーシスでは、HCO_3^-は上昇するハズです。この患者さんは……HCO_3^- 15mmol/L！　明らかに正常値24に比べて低下しています。これはおかしい、矛盾している。

ということで、この患者さんは混合性アシドーシス（呼吸性アシドーシスと代謝性アシドーシスの合併した混合病態）であることがわかるのです。この混合性アシドーシスですが、とりあえずの対応として、ステップ２までの呼吸性アシドーシスという判断であまり問題は出てきません。どういうことかというと、ステップ２での呼吸性アシドーシスという判断のもと、バッグ換気や気管挿管を行います。あとは、通常の臨床で行っているとおり、バイタルサインを確認し、必要な処置などを行っていくことになります。

　実は、ステップ３まで進むと、混合性病態であることがわかり、代謝性アシドーシスの存在に気づくことができます。代謝性アシドーシスであることがわかれば、ショック、腎不全などの病態の鑑別につながってきます。……ですが、ステップ３で気づくことのできるこれらの異常のうち、迅速に見抜く必要があるのはショック（低血圧含む）くらいです。ショックはバイタルサインで拾うことができます。というわけで、**一応ステップ３まであるけれども、通常はステップ２までで十分なことが多いよ**……というわけです。ステップ２までの評価で終わってしまった場合はどうなるかというと……、問題点として抽出した呼吸性アシドーシスを治療します。そうすると呼吸性アシドーシスがなくなるので、晴れて隠れていた代謝性アシドーシスが明らかになるのです。一つずつ問題点に対処していけば、ちゃんとゴールにたどり着くってわけですね。

　この最後の患者さんは、敗血症の進行した状態で、もはや心肺停止直前……というヤバい状態の方でした。

　さて、このセッションでは、実際に血ガスを読んでもらいました。いかがでしたか？　そんなに難しくないことがおわかりいただけたでしょうか。ちょっと明日からの臨床で血ガスを読んでみたくなりましたよね。

緩衝系について　column

注意：この項目は、ちょっと高度な内容になります。理解の混乱を避けるためにも、この本の内容が大体理解できた方のみお読みください。

　代謝性アシドーシス、代謝性アルカローシスになると、一次性の変化としてHCO_3^-が変化します。これに対して、呼吸中枢が速やかに反応し、呼吸性の代償として$PaCO_2$を上下させます。一方、呼吸性の異常が起きると血ガス上のHCO_3^-が変化します。呼吸性アシドーシスではHCO_3^-は上昇し、呼吸性アルカローシスではHCO_3^-は低下します。

　この本ではここまで、腎臓での代償機構としてHCO_3^-が変化しますと説明してきました。この説明は、最終的には正しい表現になりますが、異常になってすぐの説明はつかないのです。すべての教科書には、「呼吸性の異常に対する代謝性の代償は、数日〜1週間程度かけて行われる」と書いてあります。とすると、呼吸性の異常が起きた直後には、HCO_3^-は変化しないため、3ステップ法での判別ができないということになります。ですが、実際に血ガスを取ってみると、呼吸性の異常が起きてすぐに、HCO_3^-がちゃんと変化しているのです。

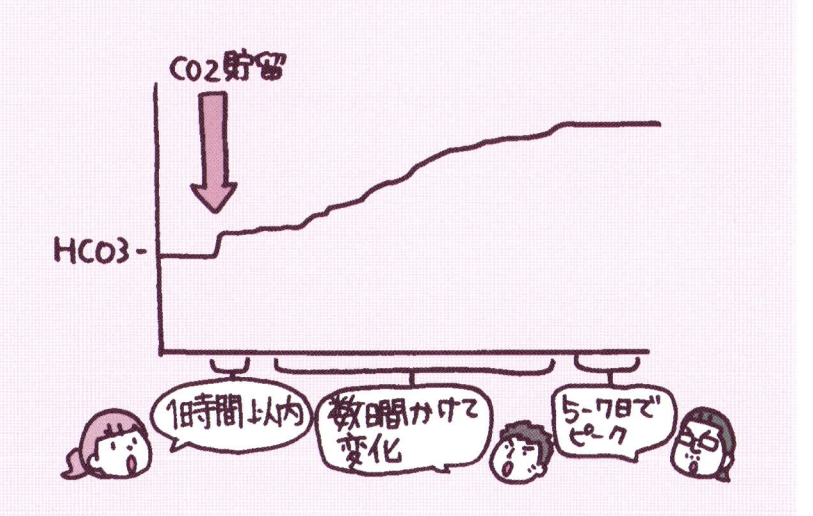

（CO2貯留 ↓　HCO3-　1時間以内　数週間かけて変化　5〜7日でピーク）

じつは、この急性期HCO$_3^-$の変化は、赤血球における"緩衝系"という機序により、代償と同じ現象が起きているのです。そのため、代償が働いていない急性期から、代償と同じようにHCO$_3^-$が変化し、そのため３ステップ法でちゃんと急性期から判別が行える……というわけです。緩衝系を知らなくとも、「腎臓での代償は数日以降に起きるはずなのに、なんでそれ以前からHCO$_3^-$が変化しているんだろう？」という疑問さえ抱かなければ、代償の知識で無事乗り切ることができます。緩衝系は、腎臓での代償機構が働くまでの間のつなぎの、とりあえずのサポート機能だと思ってください。赤血球って、思っていたよりもすごいでしょ。

session 7 換気管理の真髄

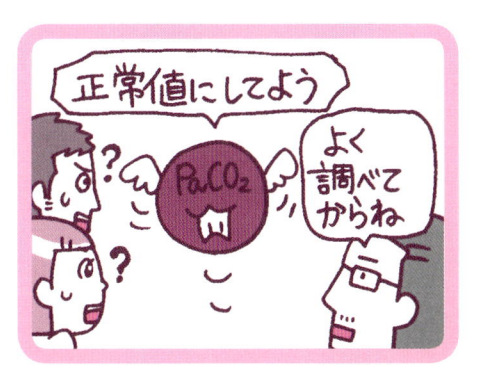

セッション3「換気を評価しよう」で、「換気（CO_2）は呼吸回数と一回換気量でコントロールする」ことはすでに扱わせていただきました。これは大原則であり、実際に呼吸回数を増やせば$PaCO_2$は低下しますし、一回換気量を減らせば$PaCO_2$は上昇します。ところが、「目標の$PaCO_2$レベルをどのくらいにするか」は全く次元の異なるハナシなのです。

このセッションでは、「一見コントロールは簡単な換気（CO_2）」が、どのくらい奥深いものなのかを垣間見てみましょう。理解のカギは、そのときどきの「$PaCO_2$の最適値」を読み解く必要があり、**必ずしも正常基準値をめざしてはいけない**ということです。

Dr.カ丸の血ガストーク 7

ここでは、換気管理の奥深さを探ってみようと思います。換気管理とは、$PaCO_2$を管理することを指します。$PaCO_2$はセッション3で前述したとおり、一回換気量か呼吸回数で容易に管理することができます。$PaCO_2$を下げたければ、呼吸回数を増やすか、一回換気量を増やせばよいのです。$PaCO_2$を増やしたければ、呼吸回数を減らすか、一回換気量を減らせばよいのです。**いっぱい換気をさせれば$PaCO_2$は低下し、あまり換気をさせなければ$PaCO_2$は上昇**します。この基本原則は、後でお話しするオートPEEPが発生している特殊な緊急事態以外では普遍的に成立します。

こんなにも簡単にコントロールすることができる換気（CO_2）ですが、

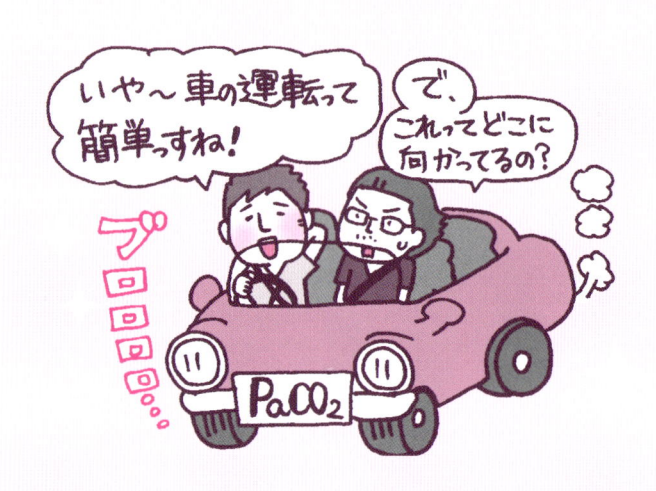

目標とするPaCO$_2$をどのくらいにするかは非常に難しく、高度な知識を必要とする問題なのです。

PaCO$_2$の正常値（基準範囲）は35〜45mmHgです。しかし、この正常値をめざすべきかどうかは、病態によって異なるのです。実際の臨床で**正常値をめざしてよいのは非常に限られた状況のみ**で、PaCO$_2$をわざと低めに保たなければならない状況や、意図的にPaCO$_2$が高いことを許容しなければならないこともあります。紙面には限りがあるので、すべての状況についてお話しすることはできませんが、臨床上よくあるシチュエーションや、特に気をつけるべき状況を中心にお話しさせていただきます。

状況①　特に換気や酸塩基平衡に異常がなく、気道確保や酸素化改善を目的として人工呼吸管理を始めた場合
状況②　単純な急性の換気不全で、血ガス上も呼吸性アシドーシスを呈している場合

これらの場合には、PaCO$_2$は正常値をめざせば大丈夫です。PaCO$_2$を正常値に保つことができれば、pHも正常範囲に保てることでしょう。

状況③　慢性のⅡ型呼吸不全など、ふだんから換気障害があり、代謝性の代償によってpHが是正されている場合

　基本コンセプトは、「**ふだんからPaCO$_2$が貯留しており、生体の代償機構としてpHが保たれている場合には、ふだんどおりのPaCO$_2$値をめざす**」ことです。COPD（慢性閉塞性肺疾患）など、たとえふだんからPaCO$_2$が貯留しているような病態であっても、人工呼吸管理で換気の基本原則どおりに呼吸回数か一回換気量を増やせば、見事にPaCO$_2$は正常値に持っていくことができます。このような患者さんのPaCO$_2$を正常値にしてしまうと、ふだんの代償によるHCO$_3^-$貯留があるため、血ガス上は代謝性アルカローシスになってしまい、pHもアルカレミアになってしまいます。つまり、PaCO$_2$を正常化させたがゆえに異常な病態になってしまうというわけです。

状況④　ショックや腎不全など、代謝性アシドーシスがある場合

　代謝性アシドーシスがある場合、正常な代償反応がある人間では、呼吸性の代償としてPaCO$_2$は低下します。PaCO$_2$が低下するということは、フィジカル面の変化としては、頻呼吸となり、換気量が増加するということです。つまり健常な呼吸応答があれば、普通はCO$_2$は低下するのです。**代謝性アシドーシスでは、PaCO$_2$は下がっていてナンボ**と覚えましょう。過換気となり、PaCO$_2$を低下させ、何とかpHの低下をくい止めているのです。特に、ショック患者に気管挿管をした場合には、十分に注意が必要です。人工呼吸をしたがゆえに、下がっていたハズのPaCO$_2$が上昇してしまいアシドーシスが進行してしまう……なんて落とし穴をときどき見かけます。

　人工呼吸とは、人間の生理的な呼吸による代償反応を奪う行為です。人工呼吸管理中は**本来持っているハズの呼吸性代償を踏まえて管理をする**必要があります。

状況⑤　頭蓋内圧が亢進している場合

　髄膜脳炎や脳梗塞など、頭蓋内圧が上昇している場合、人は生理的に過

換気になります。過換気になりPaCO₂が低下すると、脳内の血管は収縮し、脳内の血液容量が減少し、その分の頭蓋内圧が低下するのです。逆にいうと、頭蓋内圧が上昇している状況で、換気障害が進行してPaCO₂が上昇すると、頭蓋内圧は上昇して脳障害が進行しうることになるのです。

ただし、低すぎるPaCO₂は脳血管を収縮させ、脳の虚血が進行することも知られています。そのため、**頭蓋内圧が上昇している患者さんのPaCO₂は正常値内の下限を目標**にします。切迫する脳ヘルニアがあり、短期的な緊急事態では、さらに低いレベルで管理することもありますが、一般的な対応ではないと考えてください。

状況⑥　代謝性アルカローシスがある場合

代謝性アルカローシスが存在する場合、呼吸中枢が正常に機能していれば、呼吸性代償としてPaCO₂は上昇します。この呼吸性の代償であるPaCO₂を人工呼吸で低下させてしまった場合、当然ながらアルカレミアは進行し、全体的な異常は増悪します。この場合にも、PaCO₂高値は許容し、基本的には原疾患への対応が重要となります。

なぜ、あえてこの問題をここで取り上げたかというと、多くの利尿薬、とりわけ日常的によく使用されるフロセミド（ラシックス®）はその副作用として、低カリウム血症と代謝性アルカローシスとなることが知られているからです。と、いうことはラシックス®を使用している患者さんでは酸塩基平衡異常が起きる可能性が高く、定期的な血ガス検査が必要ということになります。ですが、これはあまり一般的な対応ではないでしょう。**ラシックス®使用患者では、薬剤副作用としての代謝性アルカローシスをきたし、PaCO₂高値となる**ことは知っておく必要があります。PaCO₂が上昇するということは、フィジカルでいうと呼吸回数は低下し、胸郭挙上が浅くなります。ラシックス®を服用している患者さんでこれらの異常を認めた場合には、血ガスでの評価を考慮する必要があります。もし、血ガスでの代謝性アルカローシスが明らかとなった場合、低カリウム血症があれば是正する、ラシックス®の減量・中止を考慮するなどの対応が必要となります。もし、それでも利尿薬を必要とする場合、代謝性アルカローシ

スを治療する利尿薬であるアセタゾラミド（ダイアモックス®）を使用します。ラシックス®の一部をアセタゾラミドに変更し、併用することもできます。

　換気（CO_2）管理に注意を要する代表的な病態を挙げさせていただきました。**$PaCO_2$は必ずしも正常値をめざしてはいけないこと**をご理解いただけましたでしょうか。$PaCO_2$の最適値は、患者さんのもともとの呼吸状態や血ガスでの酸塩基平衡、全身状態などにより大きく異なります。かなり難しい内容だとは思いますが、常に正常値をめざすべきとは限らないことは最低でも押さえておいてください。

session 7 換気管理の真髄

ナース　何となくは理解できたけど、換気の管理って、難しいんですね。
研修医　奥深いですよね。言われればわかるけど、実際にできるかというと……。
Dr.力丸　本当に、難しいよね。
研修医　酸塩基平衡も知らなくっちゃいけないし、もともとの呼吸状態も考慮しなくちゃいけない。おまけに、頭蓋内圧とかの全身管理も理解してなきゃいけないんでしょ。難しすぎますよ。
Dr.力丸　そう。ここでは、これらの代表的なたとえを挙げて、$PaCO_2$の最適値はさまざまなんだってことを知ってほしかったんだ。例えば、$PaCO_2$が60mmHgという人がいたとします。正常値？　異常値??
ナース　明らかに異常値です。正常値は35〜45mmHgですもんね。
Dr.力丸　じゃあ同じ60mmHgでも、80mmHgから低下してきている場合と、40mmHgから上昇してきている場合で比べるとどうだろう。
ナース　80mmHgから低下してきているのであれば、病態が改善してきているので、急は要さない気がします。一方で、40mmHgから上昇してきているのであれば、何らかの異常事態が起こっている可能

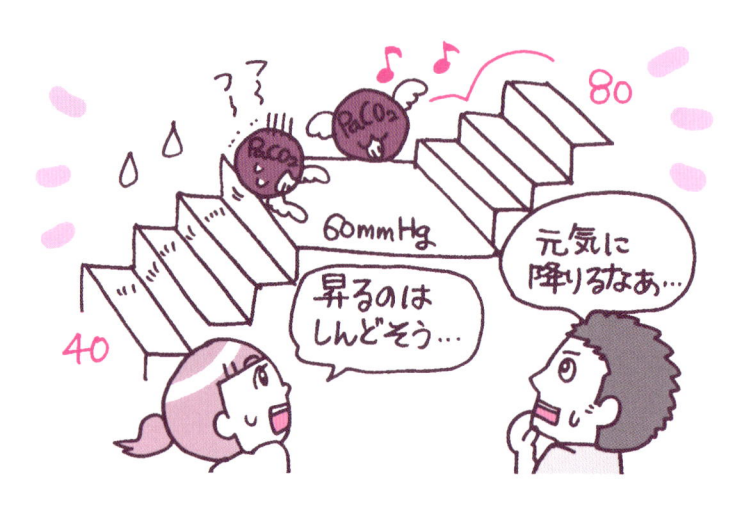

性が高いと思います。

Dr.力丸 そうだよね。だから、その値自体も大切だけれども、**時系列での結果も重要**なんだ。じゃあ、COPDとかの慢性Ⅱ型呼吸不全の患者さんが急性増悪して人工呼吸となった場合はどうだろう。

研修医 もともとのCO₂レベルが高い場合には、高めのPaCO₂で管理してあげるとよいんでしたよね。

Dr.力丸 そうそう。慢性Ⅱ型呼吸不全の患者さんは、ふだんから呼吸性のアシドーシスでCO₂が貯留している。この人にはどんな代償機能が働いていますか？

ナース 呼吸性アシドーシスなので、代謝性の代償としてHCO₃⁻が上昇します。

Dr.力丸 そのとおり。このような患者さんは呼吸機能の異常のため、ふだんからPaCO₂が高い状態が続いている。呼吸状態にもよるけれども。ちょっとずつ、ちょっとずつHCO₃⁻を溜めこみ、ついには呼吸性アシドーシスにもかかわらず、pHが正常範囲に維持されるこ

ともある。

ナース　この患者さんのPaCO₂を正常値にすると、どうなるんですか？

Dr.力丸　ここまでの呼吸管理の大原則どおり、このような患者さんでも、呼吸回数を上げるか、一回換気量を増やせば、PaCO₂は思いどおりに調節することができます。恋引先生、呼吸性アシドーシスの患者さんのPaCO₂値を正常化させた場合、代謝性の代償はどうなると思いますか？

研修医　代謝性の代償が不要となるため、上昇していたHCO₃⁻が低下する……合っていますか？

Dr.力丸　ご名答。慢性呼吸性アシドーシスの患者さんのPaCO₂を正常化させることによって、貯留していたHCO₃⁻はだんだんと排出され、pHも次第に正常値に近づきます。この患者さんは、COPDによる呼吸障害のため、ふだんからCO₂が貯留しているのでした。この人の急性期管理が終わって、いざウィーニングを進めようという段階になったとします。今まで人工呼吸器でむりやりPaCO₂を正常値にしていたわけですけど、ウィーニングの段階で、患者さんはどのくらいのPaCO₂値を叩き出せるのだろう？

ナース　もともと慢性疾患で肺が悪かったわけだから、急性増悪が良くなったとしても、PaCO₂はベースラインまでしか戻らないのでは？

研修医　そうだよね。せいぜい病前のベースラインか、場合によっては病状が進行してさらにPaCO₂が蓄積してしまうかだよね。

Dr.力丸　そのとおり。この患者さんは、何カ月も、何年もかけて、PaCO₂の貯留に対して、だんだんとHCO₃⁻を溜めて、ゆっくりと代償を効かせてきていたわけだ。ところが、現在はどうかというと、一時的な人工呼吸管理のせいで、PaCO₂は正常化し、溜まっていたHCO₃⁻は排出されてしまっている、と。

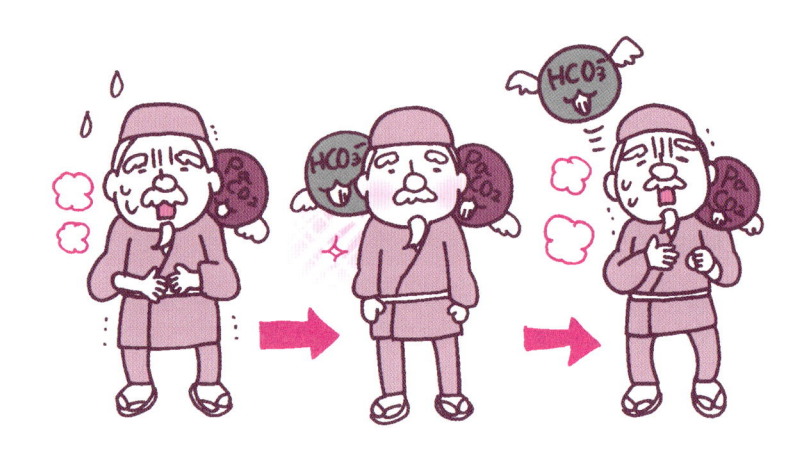

研修医	あ、代謝性の代償がゼロになってしまっているということですか？
Dr.力丸	そう。だから、とても今までのような高いPaCO₂は許容できない体になってしまっているわけだ。
ナース	じゃあ、どうすればいいんですか？
研修医	また、時間をかけてHCO₃⁻を溜めるしかないんですかね。pHを見ながら、だんだんとまたPaCO₂を上げていってあげれば何とかなる気がします。
Dr.力丸	でも、こんな状況の患者さんの人工呼吸管理が長期化しちゃったら、人工呼吸器から離脱できるだろうか。
ナース	……。
研修医	……。
Dr.力丸	というわけで、**慢性Ⅱ型呼吸不全の患者さんの人工呼吸管理をする場合には、ウィーニング段階のことも考えて、人工呼吸管理開始直後からPaCO₂を高めで維持することが大切**になるんだ。

研修医 できるからといって、やっていいかどうかは別問題ってことですね。

Dr.力丸 そのほかの注意点も見てみよう。代謝性アシドーシスの人工呼吸管理は出くわすことが多いから、くれぐれも気をつけてね。特に、ショック患者に対する気管挿管。気管挿管時に、呼吸性の代償がなくなって、アシデミアが進行して急変……なんてよくあるパターンだからね。挿管しなければよかった……なんてことにもなりかねません。ショック患者さんなど、代謝性アシドーシスの患者さんに気管挿管する場合には、気管挿管のための鎮静薬投与中からちゃんと換気をし続けてあげる必要があるんだ。最近では、急いで気管挿管せずに、少し全身状態を落ち着かせてから気管挿管することが勧められているよ。

研修医 少しでも点滴をして、血圧を上げてからの方が、鎮静薬も安全に使えますもんね。

Dr.力丸 そう。気管挿管時にもちょっとくらいCO_2が溜まっちゃっても耐えられそうでしょ。

今説明した代謝性アシドーシスもそうだし、代謝性アルカローシスの場合もそうだけど、人工呼吸管理とは患者さんから生理的な（本来生まれ持った）呼吸性の代償機能を奪う行為ともいえます。ですから、人工呼吸に携わる医療者は、この呼吸性代償を人工呼吸管理で作り出してあげる必要があるのです。くれぐれも、正常値をめざして逆の対応をしないように気をつけましょう。

ナース あ、生理的な代償機能を代わりにしてあげるってことなんですね。これは代謝性の異常（アシドーシス、アルカローシス）特有のことなんですか？

Dr.力丸 そのとおり。基本的にはね。

研修医 呼吸性の異常の場合、人工呼吸ができるのなら、根本的な原因で

あるPaCO$_2$を是正してしまえばいいんですもんね。

Dr.力丸 あとは、そうだな……。換気で注意することとしては、血ガスなどとは無関係に、全身管理としてわざとPaCO$_2$を上げ下げすることがあるってことかな。先ほどの講義で触れた、頭蓋内圧が亢進している場合とか。

ナース ほかにはどんな場合があるのですか？

Dr.力丸 重症の呼吸不全の場合かな。ARDS（急性呼吸窮迫症候群）では死亡率を下げるために、わざとPaCO$_2$を溜めて管理することがあります。換気量制限とか、プラトー圧管理と呼ばれます。重症の喘息発作などでも、オートPEEPによるショックを防ぐために、あえて呼吸回数を下げ、一回換気量を減らし、PaCO$_2$を溜めて管理することもあります。詳しくは前作『世界でいちばん愉快に人工呼吸管理がわかる本』を参考にしてください。

研修医 ほかには？　ほかには？？

ナース こらこら、恋引先生。ふざけたってもう何も出てきませんよー。

Dr.力丸 そうだね。あとは、玄人（くろうと）の集中治療医の特別治療（オプション治療）として、いかなる手段を使っても酸素化が維持できない……などの極めて重症な病態では、少ない酸素で効率的に管理するために、あえてアシデミアに管理をすることもあります。見よう見まねでやってよいことではないですけどね！（→p.104 column「ヤバそうなんで、ちょっと右にずれてもらっていいですか？」参照）

このsessionのポイント

- $PaCO_2$の最適値は、正常値ではないことが多くあります。正常化が病態を悪化させることも多いです。
- 病歴や血ガス結果、病態などを包括的に考慮して判断する必要があります。
- 特に、慢性Ⅱ型呼吸不全、ショックなどの代謝性アシドーシス、利尿薬による代謝性アルカローシス、頭蓋内圧亢進状態の患者さんでは注意しましょう。

呼吸商ってなあに column

　栄養素が燃焼されてエネルギーとなる際に、O_2を使い、エネルギーとCO_2が産生されます。呼吸商（RQ）とは、この酸素消費とCO_2産生の体積比のことです。呼吸商が大きいほど、エネルギー産生によるCO_2産生が多いということになります。3大栄養素でいうと、ブドウ糖で呼吸商は1.0、脂質で0.7、タンパク質で0.8となります。つまり、ブドウ糖を多く含む栄養ではCO_2産生が多く、CO_2産生を抑えたければ脂質を多く含む栄養がよいということになります。

　換気障害でCO_2が貯留している場合、セオリーではセッション3「換気を評価しよう」（→p.33〜）で述べたとおりに、呼吸回数と一回換気量を調節しますが、栄養のメニューを少し変えることもその助けになる……ということです。CO_2産生を抑えたい場合、できる限り静脈栄養を控えることによって、ブドウ糖の割合を下げることができます。呼吸不全用の経腸栄養では、この点に配慮し、ブドウ糖を控えめに、脂質をリッチに含んだ内容となっています。ロジカル（論理的）でしょ。

　ちなみに、この呼吸商。$A-aDO_2$の公式にも係数として出てくるんですよ（→p.31 column「$A-aDO_2$ってなあに」参照）。

session 8 血ガスを読む、その先に……

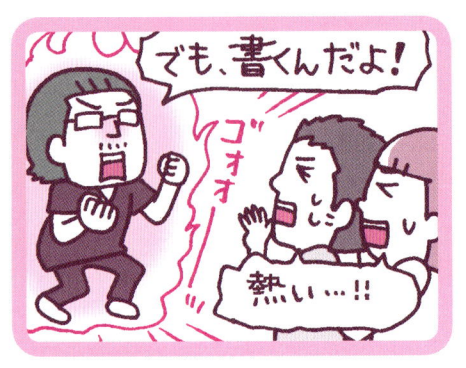

さて、本書をここまで読んでいただけたら、100％の方が血ガスを○○性○○ーシスと分類できるようになったことでしょう（と、信じています！）。このわかりやすさだったら、ここまでの内容で値段に見合っただけの収穫があったと考える方もいらっしゃるかもしれません。たぶん本としても、「はい、読めるようになりました！　合格です!!」と、ここまでで終わらせた方がわかりやすさとシンプルさで評判が上がるのだろうと思います。ですが、あえて執筆を進めさせていただきます。それはなぜか。この先が血ガスの最も重要な役割だからです。血ガスの分類なんて、誰だってできる。大切なことは、そこから患者さんの身に何が起きているのかをアセスメントし、適切な対応を取ることなのです。**血ガスとは、正しいアセスメントと対応のために、手足のごとく使いこなすための道具に過ぎないのです。**

Dr.力丸の血ガストーク 8

　本やセミナーによっては、ステップが4つだったり、7つだったり、11ステップだったりしますが、いずれの方法でも読めればOKなのです。多くのステップを踏むと、それだけ場合分けが多くできることになります。特に、○○性○○ーシスと△△性△△ーシスと□□性□□ーシスが合併している！　などの複雑な状況では、多くのステップを踏むことにより複合病態の把握が可能となります。でも、Dr.力丸の3ステップ法では、あえてシンプルすぎるくらいの判読法を取っています。これは、複雑な複合病態の全体像を明らかにすることよりも、臨床現場で使いこなしやすくするため、主病態を明らかにしてとりあえずやるべきこと

を明確にするためなのです。3ステップ法では、ステップ2までで主病態がわかります。ステップ3で混合病態であることがわかりますが、まず行うべきは、主病態への適切な対応なのです。

　臨床現場の僕らは、血ガスで異常を見つけて、主病態への対応を行いますが、評価はこの一回だけで終了するわけではありません。よくなっていることの確認、再評価をその後も繰り返すことになります。もし、複雑な混合病態であっても、主病態が改善すれば、血ガスでは第2の異常が明らかになることでしょう。第2の異常が改善すれば、第3の異常が明らかになります。もちろん、第2・第3の異常よりも第1の異常である主病態への対応が重要で、優先度も高くなります。

　このように「評価⇒介入⇒再評価」という対応を進めていくわけですが、○○性○○ーシスと分類した後は、表1（次ページ）を確認して、その患者さんがどの病態に当たるかをアセスメントしていくことになります。この表は覚える必要はないと思います。できればふだん持ち歩くメモ帳に貼って、分類するたびに調べればよいでしょう。ここでの注意点は、分類によって原因の鑑別リストが上がったらば、血ガスのみに頼らずに広い視野でアセスメントを進めようということです。バイタルサイン、病歴、患者さんの訴え、フィジカルサイン、採血検査、画像検査、**ありとあらゆる情報網を使って原因をアセスメント**すればよいのです。

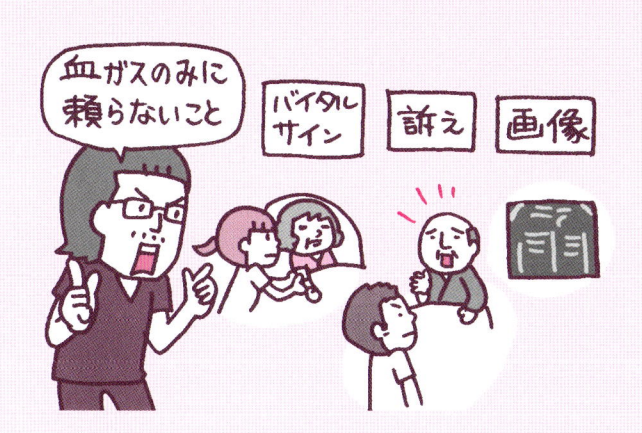

「えー、そんなにたくさん見れないよ。だって画像苦手だしー」なんて意見もあるかもしれませんが、広い視野を取ることによって容易にサインを見抜くことができるようになるのです。バイタルサインだけで敗血症のフォーカス（感染源）を見抜くことは困難ですし、画像検査でカテーテル感染症を見つけることはできません。術後の創部トラブルは、局所のフィジカルサインが最もわかりやすいことは言うまでもありません。

　基本的には、血ガスを読んで分類し、表1を参考にその原因を探る。原因への対処を行い、その間の適切な換気サポートを行うことが重要です（図1）。

表1 ● 4分割それぞれの原因

代謝性アシドーシス	AGが正常	HCO_3^-の喪失（消化管、腎臓から）、生理食塩水の大量投与、ケトアシドーシスからの回復期、非経口栄養
	AGが増加	酸産生の増加（ショックなどによる乳酸アシドーシス、糖尿病性・アルコール性ケトアシドーシス、尿毒症）、酸排泄の低下（腎不全）、中毒（サリチル酸、エチレングリコール、エタノール、イソニアジドなど）
代謝性アルカローシス		嘔吐、胃液の吸引（胃管による医原性など）、低カリウム血症、重炭酸投与、利尿薬、鉱質コルチコイド過剰、高二酸化炭素血症後、その他（囊胞状線維腫、高アルドステロン症、バーター症候群、イオン交換樹脂、甘草、アルカリ注入、ミルクアルカリ症候群、血液製剤の大量投与、高カルシウム血症、大量のペニシリン投与など）
呼吸性アシドーシス		気道閉塞、呼吸筋の機能低下（胸部・肺疾患、神経筋疾患、呼吸筋疲労）、頭蓋内病変による呼吸調節障害、不適切な機械換気、薬剤性（鎮静薬、オピオイド、神経筋遮断薬など）
呼吸性アルカローシス		中枢性の呼吸刺激（発熱、疼痛、呼吸苦、不安・不穏・せん妄、頭部外傷など）、末梢の呼吸刺激（肺血栓塞栓症、肺炎、無気肺など）、肝不全、敗血症、不適切な機械換気（医原性）

メディカ出版の おススメ！ 7 2023

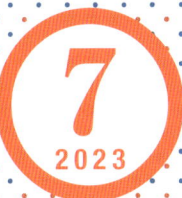

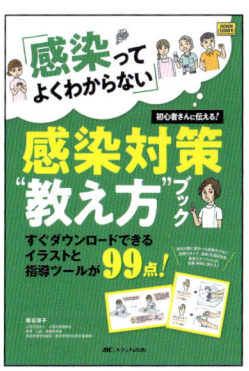

新刊 感染症・感染管理

「感染ってよくわからない」初心者さんに伝える！感染対策"教え方"ブック
すぐダウンロードできるイラストと指導ツールが99点！

Q&Aなので指導のポイントがすぐわかる！

■ 柴谷 涼子 著

●定価4,180円（本体＋税10%） ●B5判 ●168頁 ●ISBN978-4-8404-8179-3

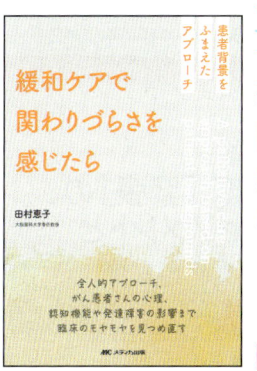

新刊 がん看護・ターミナルケア

緩和ケアで関わりづらさを感じたら
患者背景をふまえたアプローチ

最新知見をふまえた患者・家族対応のヒント

■ 田村 恵子 著

●定価2,750円（本体＋税10%） ●A5判 ●144頁 ●ISBN978-4-8404-8177-9
※消費税はお申し込み・ご購入時点での税率が適用となります。

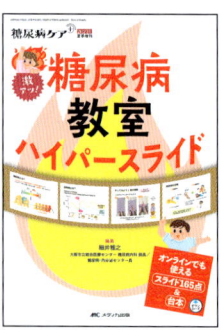

新刊 糖尿病

糖尿病ケア⁺2023年夏季増刊
激アツ！
糖尿病教室ハイパースライド
オンラインでも使えるスライド165点＆台本

糖尿病教室・個人指導に役立つツールが満載

■ 細井 雅之 編集

●定価4,620円（本体＋税10%） ●B5判 ●320頁 ●ISBN978-4-8404-8070-3

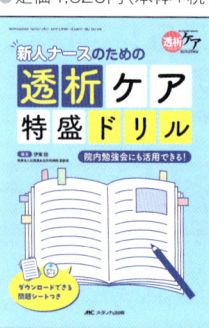

新刊 透析

透析ケア2023年夏季増刊
新人ナースのための
透析ケア特盛ドリル
院内勉強会にも活用できる！

透析療法＆患者指導が網羅的に学べる問題集

■ 伊東 稔 編著

●定価4,400円（本体＋税10%） ●B5判 ●240頁 ●ISBN978-4-8404-8012-3

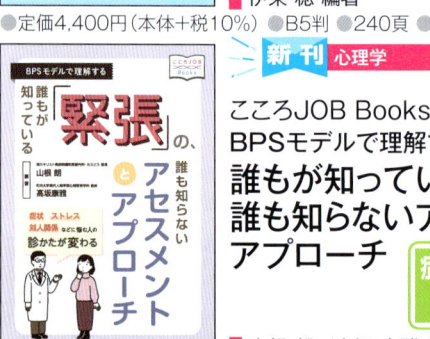

新刊 心理学

こころJOB Books
BPSモデルで理解する
誰もが知っている「緊張」の、
誰も知らないアセスメントと
アプローチ

症状、ストレス、対人関係等に悩む人の支援に役立つ

■ 山根 朗／髙坂 康雅 編著

●定価3,630円（本体＋税10%） ●A5判 ●216頁 ●ISBN978-4-8404-8180-9

好評書籍 おかげさまで、増刷出来!!

「これはおかしい!」を身体所見から見抜く

看護技術

メディカのセミナー
濃縮ライブシリーズ
Dr.上田の
もうダマされない
身体診察
バイタルサインのみかたと
フィジカルアセスメント

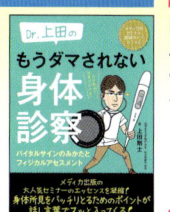

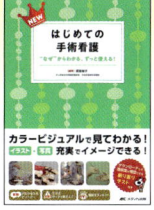

■ 上田 剛士 著

- 定価3,080円（本体+税10%） ● A5判 ● 240頁
- ISBN978-4-8404-6927-2

理解度が確認できる振り返りWEBテストつき

手術・麻酔

NEWはじめての
手術看護
"なぜ"からわかる、
ずっと使える!

■ 武田 知子 編著

- 定価2,970円（本体+税10%） ● B5判 ● 192頁
- ISBN978-4-8404-7850-2

退院後までの流れがストーリーでわかる!

脳・神経

患者がみえる新しい
「病気の教科書」
かんテキ 脳神経

シリーズ発行累計
12万部超の大ヒット!!

■ 岡崎 貴仁／青木 志郎 編集

- 定価3,740円（本体+税10%） ● B5判 ● 432頁
- ISBN978-4-8404-6922-7

基本・手技・退院指導が写真でよくわかる!

ストーマ

ホップ・ステップ・
パーフェクト!
ストーマケア
はじめてBOOK

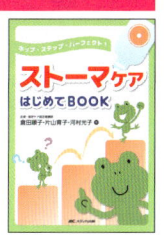

■ 倉田 順子／片山 育子／
河村 光子 著

- 定価2,200円（本体+税10%） ● B5判 ● 104頁
- ISBN978-4-8404-7902-8

分娩前後の母体安全を徹底理解!

周産期医学

J-CIMELS公認講習会
ベーシックコーステキスト
産婦人科必修
母体急変時の
初期対応　第3版

■ 日本母体救命システム普及
協議会／京都産婦人科救急
診療研究会 編著

- 定価5,280円（本体+税10%） ● B5判 ● 368頁
- ISBN978-4-8404-7188-6

看護師長、やってみてもいいんじゃない?

看護管理

ナーシングビジネス
2023年春季増刊
新時代のリーダー必読!
看護師長のための
ベーシックスキル
BOOK

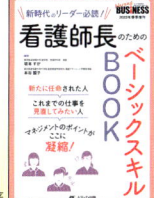

■ 坂本 すが／本谷 園子 編著

- 定価3,080円（本体+税10%） ● B5判 ● 144頁
- ISBN978-4-8404-8083-3

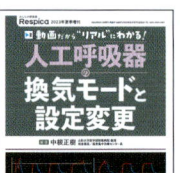

新刊 呼吸器

みんなの呼吸器Respica 2023年夏季増刊
動画だから"リアル"にわかる！

人工呼吸器の換気モードと設定変更

ホントに知りたい波形の動きだけ集めました

中根 正樹 編著

●定価3,520円（本体＋税10%）　●B5判　●168頁　●ISBN978-4-8404-8062-8

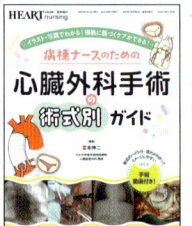

新刊 循環器

ハートナーシング2023年夏季増刊
イラスト・写真でわかる！ 根拠に基づくケアができる！

病棟ナースのための心臓外科手術の術式別ガイド

術式の要点を押さえて術後のケア力アップ！

宮本 伸二 編集

●定価4,400円（本体＋税10%）　●B5判　●264頁　●ISBN978-4-8404-7969-1

新刊 整形

整形外科看護2023年夏季増刊
形態解剖→機能解剖→画像→疾患・治療→ケアへと結びつく！

整形外科ならではの解剖

解剖から疾患・ケアのポイントがわかる！

津村 弘 監修

●定価4,400円（本体＋税10%）　●B5判　●240頁　●ISBN978-4-8404-8040-6

ご注文方法
●全国の看護・医学書取扱書店または小社へ直接ご注文ください。
●小社へは下記オンラインストアもしくはお客様センターへのお電話・ファックスなどでご注文いただけます。

すべての医療従事者を応援します

株式会社メディカ出版　お客様センター
〒532-8588　大阪市淀川区宮原3-4-30　ニッセイ新大阪ビル16F
☎ 0120-276-115　https://store.medica.co.jp/

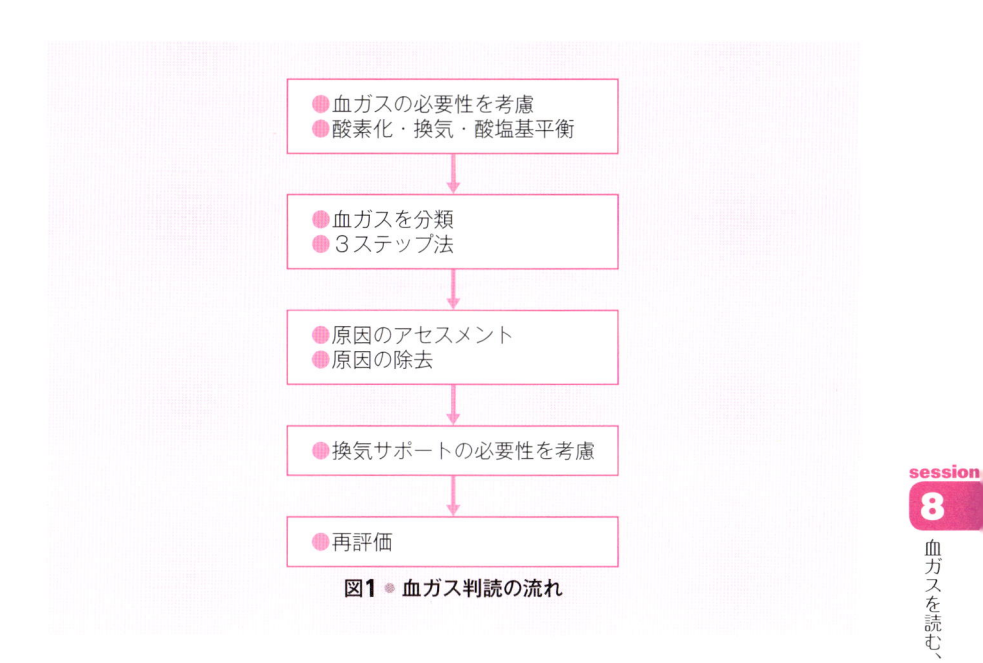

```
┌─────────────────────┐
│ ●血ガスの必要性を考慮 │
│ ●酸素化・換気・酸塩基平衡 │
└─────────┬───────────┘
          ↓
┌─────────────────────┐
│ ●血ガスを分類         │
│ ●3ステップ法          │
└─────────┬───────────┘
          ↓
┌─────────────────────┐
│ ●原因のアセスメント    │
│ ●原因の除去           │
└─────────┬───────────┘
          ↓
┌─────────────────────┐
│ ●換気サポートの必要性を考慮 │
└─────────┬───────────┘
          ↓
┌─────────────────────┐
│ ●再評価              │
└─────────────────────┘
```

図1 ● 血ガス判読の流れ

ナース 確かに、分類するだけじゃあ意味ないよね。

研修医 自己満足以外の何物でもないね。

ナース 危なかったね。みんなに読めるようになったって自慢するところだったよ。

研修医 この原因の表は覚えた方がいいんですか？

Dr.力丸 自分の職場でよく出会うやつや、出会う可能性があるものは覚えておいて損はないかな。

ナース でも、そのつど調べればいいんですよね。見逃しをなくす意味合いでも、その方がいいですよね？

研修医 えー、だって格好がつかないじゃん。

ナース 格好なんかつけずに、質が高い方がいいんじゃないですか？ 先生が自意識しているほどは、誰も見てないですよ。

研修医 わかってますよーだ。

ナース （小声）私以外はね。

研修医　え？

ナース　何でもありませんよーだ。力丸先生、代謝性アシドーシスのところのAGって何ですか？

研修医　アニオンギャップのことだよ。$Na^+ - (Cl^- + HCO_3^-)$ を計算したやつ、ですよね？

Dr.力丸　そうだね。アニオンギャップが増えている場合、何らかのアニオン（陽イオン）が増えていると考えて、アニオンが増えるパターンに絞り込めるんだ（→p.92 column「アニオンギャップ」参照）。

研修医　ケトン体とか、乳酸とか、ね。腎不全のときの不揮発酸とかも入るんだよ。

ナース　簡単な計算をするだけで原因が絞られるなら、少しくらい計算してもいいかなって気になりますね。

Dr.力丸　生理学方面の人でも知らないくらいのマニアックであまり役にも立たない計算式から、便利に日常的に使いこなすとよいものまで、計算式にもいろいろとあるからね。

研修医　AGは、知っておいても損はないランキング上位の計算式だろうね。

ナース　エラそうにー。

Dr.力丸　ところで、代謝性のアシドーシスだと、$PaCO_2$はどうなるんだっけ？

ナース　低下します！

Dr.力丸　そうだよね。じゃあ、$PaCO_2$が下がっている人の呼吸回数って、どうなっているんだろう？

ナース　増加していると思います。頻呼吸です。

Dr.力丸　そのとおり！　でも、すべての患者で血ガスが見られるわけではありません。**頻呼吸の場合には、$PaCO_2$が下がっていそう、代謝性アシドーシスかもしれない**、とアセスメントを進める必要があり

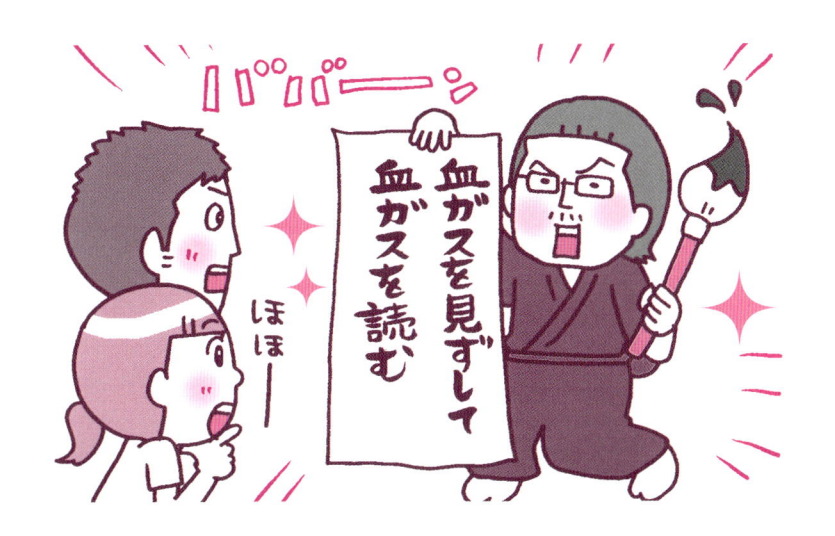

ます。血ガスが見られるシチュエーションでは、誰だって異常を推測することができる。大切なことは、**血ガスが見られないシチュエーションで、いかに血ガスの知識を活かすか**ってことだね。

ナース　さっきの表で押さえておくべきポイントとかありますか？

Dr.力丸　そうだね。看護師として、過換気でPaCO$_2$が低下することによる呼吸性アルカローシスは押さえておいてほしいポイントかな。

ナース　あ、過呼吸の人だったら何度か見たことあります。声をかけて落ち着かせて、お話し聞いたら元気に帰っていきました。

Dr.力丸　そのほかにも、疼痛によるものや、不安によるもの、薬剤性、寒冷によるもの、発熱や感染症、敗血症によるものなど、さまざまなシチュエーションで過換気症候群になるよ。

ナース　確かに、傾聴したり保温・クーリングしたり、原因を調べるためにフィジカルを取ったり、看護師としてできることがいっぱいありそうですね。

Dr.力丸　呼吸性アルカローシスって、PaCO$_2$はどうなるんだっけ？

ナース	低下します！
Dr.力丸	じゃあ、呼吸回数は？
ナース	上昇します！！
Dr.力丸	だよね。でも、すべての患者さんで血ガスが見られるわけではありません。頻呼吸の場合には、$PaCO_2$が下がっていそう、呼吸性アルカローシスかもしれない、とアセスメントを進める必要があります。血ガスが見られるシチュエーションでは、誰だって異常を推測することができる。大切なことは、血ガスが見れないシチュエーションで、いかに血ガスの知識を活かすかってことだね。
研修医	どこかで聞いたような……？
ナース	**頻呼吸だった場合には、代謝性アシドーシスと呼吸性アルカローシスの可能性について考えろってことですか？**
Dr.力丸	だいせいかい！　普段ありふれているバイタルサインから、そこまで推測できるようになったら素晴らしいね。pHやHCO_3^-、$PaCO_2$は、外から見抜くことができない。けれども、呼吸回数というカタチで間接的に知ることができるよね。だから、呼吸数ってとっても大切なんだ。
ナース	さっきの図に、換気サポートって書いてありますけど、具体的にはどうすればよいのですか？
研修医	患者さんが呼吸するのを応援するんじゃない？「〇〇さん、がんばって呼吸して〜」みたいな。
ナース	それじゃあ、応援している間はよくても、離れたらすぐに悪くなっちゃうでしょ。応援し続けるわけにはいかないんだから。
研修医	応援のちからは偉大なり……。
ナース	力丸先生、悪ふざけばかり言っている人はほっておいて、話を続けましょ。換気サポートって、NPPVとか気管挿管とかの人工呼吸管理ってことでいいんですよね？

Dr.力丸 そうだね。NPPVや挿管を絶対にすべきかどうかは別として、すくなくともその必要性を評価する必要があるよ。

ナース CO_2が溜まったら、人工呼吸すればよい……ってわけじゃないですよね。混乱しそうなので、一つずつ考えてみていいですか？（表2）

表2 ● 4分割に対する換気サポートと注意点

	原因	換気サポート	注意点
呼吸性アシドーシス	CO_2が貯留し、アシドーシスとなった	CO_2は下げてOK（人工呼吸中なら）	人工呼吸の必要性を評価する。CO_2の調節はpHを見ながら（アルカレミアにしない）
呼吸性アルカローシス	CO_2が低下し、アルカローシスとなった	CO_2は溜めてOK（人工呼吸中なら）	人工呼吸で調節する場合は、完全な鎮静が必要。多くは原因の除去が優先される
代謝性アシドーシス	代謝の異常によりHCO_3^-が低下しアシドーシスとなった。代償機構としてCO_2は低下する	代償機構のため、CO_2は下がっていてナンボ。$PaCO_2$がちゃんと低く保たれていることを確認する	病態が改善すると、CO_2は上昇（＝正常化）する。ただし、代償機構が破たんした場合もCO_2は上昇する
代謝性アルカローシス	代謝の異常によりHCO_3^-が増加し、アルカローシスとなった。代償機構としてCO_2は貯留する	代償機構のため、CO_2は高めでOK	CO_2が貯留しているからといって、安易にCO_2を低下させるとpHは通常悪化する

Dr.力丸 この中で、CO_2が上昇しているハズの病態はどれだ？

ナース 呼吸性アシドーシスと代謝性アルカローシスです。

Dr.力丸 じゃあ、その中でCO_2を低下させていいのは？

ナース 呼吸性アシドーシスです。代謝性アルカローシスは、代償機構として患者さんがわざと、CO_2を溜めてくれている状態ですもんね。

研修医 お、わかってきたね。

Dr.力丸 お、エラそうな恋引先生。じゃあ、代謝性アシドーシスの場合の

呼吸管理って、どうすればいいんだろう？

研修医　発展問題キター。代謝性アシドーシスの患者さんに、人工呼吸って必要なんですか？　だって、ちゃんと換気ができていてCO_2は低いんですよね？

Dr.力丸　と、いうことがちゃんと達成されているかどうかを評価することが重要なんです。代謝性アシドーシスとして有名な病態としては、ショックや腎不全などが挙げられます。いずれも急変しやすい病態だよね。

ナース　急変っていえば、脳卒中、心筋梗塞、ショックですよね。私も何度か苦い経験があります……。

Dr.力丸　そうだよね。これらの患者さんは、呼吸の代償機構であるCO_2低下で何とか、生体としてのバランスを維持している状況なんだ（＝pHを維持）。これらの患者さんのCO_2が貯留してきた場合、呼吸による代償が破綻し、もう間もなく急変を迎えるサインなんだ。もしこれらの患者さんのCO_2が貯留してきた場合……

研修医　人工呼吸を始める必要があるってことですね！

ナース　でも先生、ショックや腎不全による代謝性アシドーシスが良くなってきた場合も、もちろん$PaCO_2$が貯留（＝上昇）しますよね。この場合とは、どう見分けるんですか？

Dr.力丸　その場合は、pHが正常値に近づいていくはずだよね。一方で、呼吸性代償機構が破綻してきた場合には……

ナース　アシデミアが進行する、と。

Dr.力丸　That's right！　この悪化した場合の病態を、混合性のアシドーシスといいます。混合性アシドーシスは、3ステップ法だとステップ2で呼吸性アシドーシス疑いとなり、そしてステップ3でHCO_3^-に矛盾があるために混合性であることがわかります。もう間もなく急変を迎えるようなこの状況でまず行うべきは、「適切な

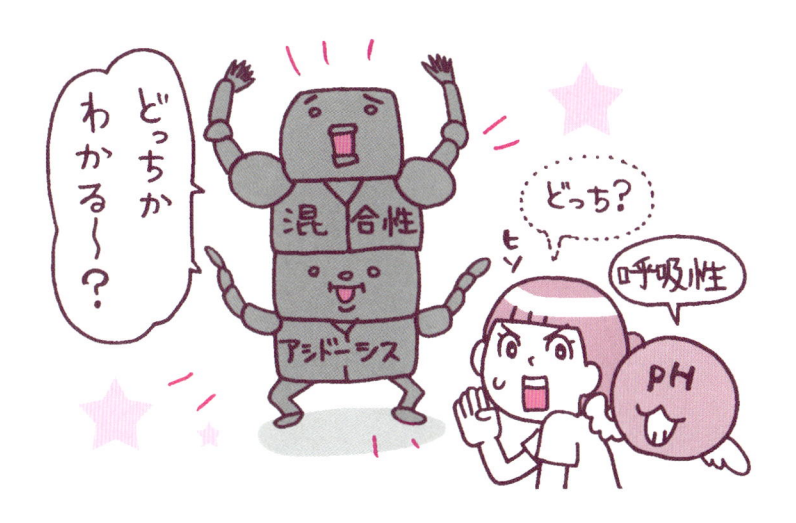

人工呼吸サポート」なんです。まず行うべきは、救急のABCsである「気道・呼吸」の評価と介入ということです。たとえ、ショック患者に対する輸液や昇圧、腎不全に対する透析などの「代謝」に対するサポートが必要だったとしても、決して「気道・呼吸」よりも優先すべき事柄ではないのです。混合性アシドーシスの患者さんであっても、ステップ2で呼吸性のアシドーシスの存在に気づき、まずはバッグ換気の準備や人工呼吸器を用意する……こういった基本的対応が取れるようになるために、ステップ2で呼吸性かどうかを評価するのです。

このsessionのポイント

- 血ガスを○○性○○ーシスと分類したら、次いでそれぞれの原因一覧から当てはまるものを探そう！　原因除去が大切!!
- 呼吸性アシドーシスではCO_2を下げていいです。代謝性アシドーシスでは、ちゃんとCO_2が低下していることの確認を行いましょう。代謝性アルカローシスのCO_2貯留は基本的に容認することが是。
- 呼吸回数から酸塩基平衡異常を推測できるようになろう。特に、代謝性アシドーシスと呼吸性アルカローシスによる頻呼吸が重要です。

アニオンギャップ column

　数ある計算式の中で、最も有名な"アニオンギャップ（AG）"。数式や面倒くさいことは避けてOK！　の立場ではありますが、まあこのくらいは知っておいてもよいのではないかと思います。計算式は以下の通りです。

$$AG = Na^+ - (Cl^- + HCO_3^-)$$

　小難しく説明をすると、通常測定されない陽イオン（カチオン）の総量と通常測定されない陰イオン（アニオン）の総量の差がうんぬん……となるのですが（知りたい方はインターネットで日本救急医学会の「医学用語解説集」を読んでみてください）、簡単に説明すると、「**代謝性アシドーシスのときにアニオンギャップを計算すると、その原因が絞り込める**」ということです。

　正常値は12±2ですが、増大している場合には、何らかの不揮発酸（乳酸、ケトン体、尿毒素など）が増加していることを意味し、糖尿病性ケトアシドーシス、アルコール性ケトーシス、乳酸アシドーシス、腎不全、サリチル酸中毒などが疑われる……ということになります。血ガスの検査器によっては自動計算されるものもあります。

ベースエクセス

　臨床でベースエクセス（BE）を非常に重視している方々がいらっしゃることは重々承知した上で、あえて言います。BEは初学者には不要です。ちょっと言い過ぎたかもしれないと若干の後悔をいだきつつ、説明を続けます。BEとは、若干の条件は付きますが、HCO_3^-が正常値からどの程度外れているかを示したものです。HCO_3^-が20mmol/Lであれば、BEは－4、HCO_3^-が28mmol/LであればBEは＋4となります。BEは、腎臓でHCO_3^-を溜め込めばプラスに、排泄すればマイナスとなります。

　よく、「BEがマイナスだと代謝性アシドーシス」と誤解されますが、大きな間違いです。BEは代謝性の異常でも、呼吸性の異常でも変動します。代謝性の異常の場合はシンプルです。代謝性アシドーシスではマイナスとなり、代謝性アルカローシスではプラスとなります。注意点は呼吸性の異常のときです。呼吸性アシドーシスを考えてみましょう。呼吸性アシドーシスでは$PaCO_2$が貯留し、代償としてHCO_3^-は上昇します。そのため、腎臓でのHCO_3^-再吸収促進の結果としてBEはプラスとなります。呼吸性アルカローシスでは逆になりますので、BEはマイナスとなります。注意すべきは、呼吸性アシドーシス、呼吸性アルカローシスになると、比較的速やかにHCO_3^-は変化しますが（→p.69 column「緩衝系について」参照）、腎臓での代償機構は数日〜1週間かけてゆっくりと排泄・貯留を行います。ですので、呼吸性変化が起きた直後には、HCO_3^-は変化するが、BEは変動しないという特徴があります。つまり、BEが変動していれば、呼吸性の異常は少なくとも数日は経っている……と判断できるわけです。BEを突き詰めようと思うとかなり高度な知識が必要になってしまうので、BEについては結論だけ押さえておきましょう。

　「代謝性アシドーシスではBEはマイナスに、代謝性アルカローシスではBEはプラスになる。呼吸性アシドーシスではBEはプラスに、呼吸性アルカローシスではマイナスになる。ただし、呼吸性の異常の場合のBEは数日経たないと変化しない」。

　BEで〇〇性〇〇ーシスと判別しようとすると間違いのもとです。判別は3ステップ法で行うこと。

session 9 サチュレーションあれこれ

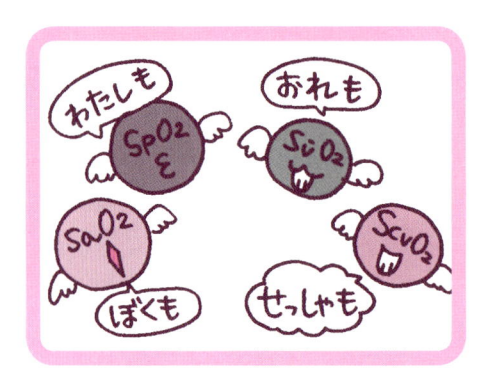

　このセッションでは、"サチュレーション"についての理解を深めてみましょう。臨床現場で"サチュレーション"というと、SpO_2（経皮的酸素飽和度）を指すことがほとんどですが、それ以外にも、SaO_2（動脈血酸素飽和度）、$S\bar{v}O_2$（混合静脈血酸素飽和度）、$ScvO_2$（中心静脈血酸素飽和度）などの"サチュレーション"が知られています。これらのサチュレーションを理解することによって、呼吸や酸素代謝への理解が深まります。どれも難しい内容ではありませんので、ぜひともおつきあいください。

Dr.力丸の血ガストーク⑨

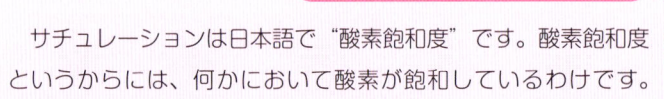

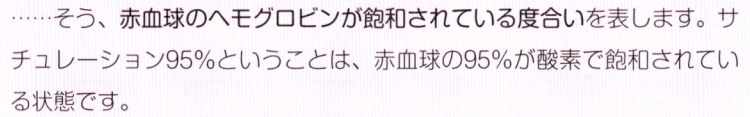

　サチュレーションは日本語で"酸素飽和度"です。酸素飽和度というからには、何かにおいて酸素が飽和しているわけです。……そう、**赤血球のヘモグロビンが飽和されている度合い**を表します。サチュレーション95％ということは、赤血球の95％が酸素で飽和されている状態です。

　ふだん、モニタリングで多用されるSpO_2は、動脈血のサチュレーションであるSaO_2とよく相関することが知られ、酸素化された動脈血側の酸素化を表しています。酸素化された血液が末梢組織に届けられ、末梢組織で内呼吸が行われます（酸素が使われ、二酸化炭素が排泄される）。その後、静脈血として心臓に返ってきて、再び肺でガス交換（外呼吸）が行われます。当然、末梢組織で酸素が使われますから、静脈血の酸素飽和度は動脈血のそれよりも低下します。この、静脈血側の酸素飽和度が、$S\bar{v}O_2$

やScvO$_2$なのです。SvO$_2$はスワンガンツ・カテーテルで、ScvO$_2$は中心静脈カテーテルで測定します。

　実は、今までにさまざまな医療機器が開発されてきましたが、現在でも末梢組織がどのくらいの酸素を使用しているかを知る手段はないのです。そこで、**送り出す側のサチュレーション（SaO$_2$、SpO$_2$）と返ってくる側のサチュレーション（SvO$_2$、ScvO$_2$）を確認し、その差を見て末梢組織で使われた酸素の消費量を推測している**のです。特に、酸素供給が足りていない病態であるショックでは、返ってくる側のサチュレーションが著しく低下することになります。重症敗血症・敗血症性ショックの世界的ガイドラインでもScvO$_2$の測定が推奨されています。この酸素供給と需要のつり合いのことを、"酸素バランス"と呼びます。

研修医　サチュレーションといえば、主役はやっぱり看護師さんですよね。いちばんよく臨床で見てますもんね。

ナース　サチュレーションさえ見ていれば、呼吸は何となく大丈夫な感じがしますもんね。と、思ってたのはさっきまでの話ですよ。今は換気もちゃんと見なきゃいけないって、心の底から思っています！

研修医　医者だって一緒だよ。換気をちゃんと見てる人なんてほとんどいないですもん。

ナース　サチュレーションなんて、SpO$_2$くらいしか知らなかったです。

研修医　僕は、スワンガンツ・カテーテルのSvO$_2$は聞いたことありましたケド、最近はほとんど見たことがないです。学生時代の病院実習では見た気がするんですけど、医者になってから本物は見たことがないです。

Dr.力丸　確かに、最近はスワンガンツ・カテーテルはあまり見なくなったよね。ちょっとエビデンス的にもネガティブな結果が続いたので、最近は使われなくなりつつあるんだ。でも、低心機能の患者さん

で、敗血症性ショックになったときなど、出してよいのか（利尿）、入れてよいのか（輸液）、絞めた方がよいのか（血管収縮薬）、心臓を叩いた方がよいのか（強心薬）、判断にすごく迷う場面があるんだ。こんなときは、今でもスワンガンツ・カテーテルが必要といわれているよ。

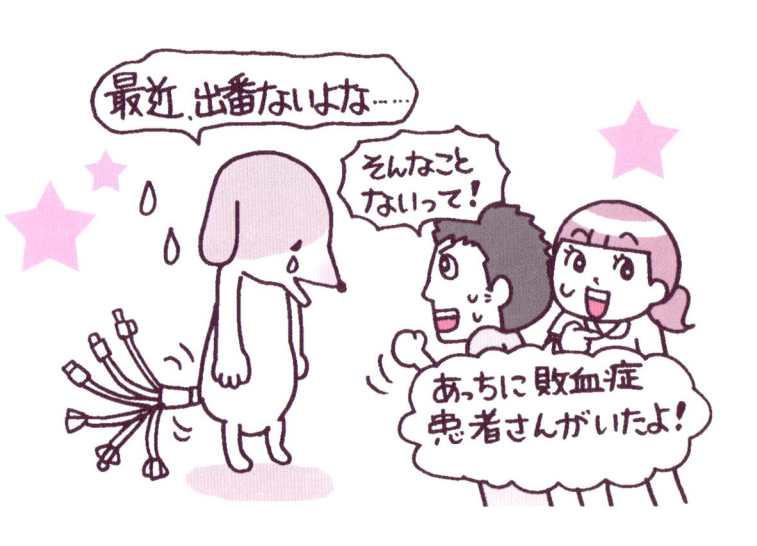

研修医	フォレスター分類ですね！　試験対策で覚えたのを覚えています！
ナース	ってことは、今は覚えていないってことですよね、先生……。
研修医	大丈夫。いつも持ち歩いている手帳に書いてあるから。
Dr.力丸	血ガスもそうだけど、概念とかやり方を習得することが大切だよね。持ち歩いて毎回確認すれば済むものはムリして覚えなくていいんじゃない？　たぶん、ムリしなきゃ覚えられない内容なんて、覚えても少し使わない期間が続いたらすぐに忘れちゃうだろうし。
ナース	スワンガンツ・カテーテルって、肺動脈に留置するカテーテルですよね。じつのところ、何が見られるんですか？

ナースの最強知恵袋

FitNs. なら短い時間で効率的に情報収集。
最大3時間かかっていたものが

10分で手に入ります。

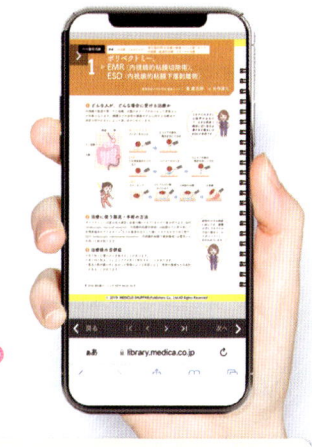

最強の理由
正しい情報を見つけつつ、効率的な学習で時短を実現！

メディカ出版が刊行する**19**の看護系専門誌から、
10,000以上の記事・動画が**見放題！**

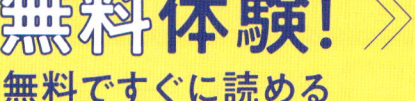

\まずは/
無料体験！
無料ですぐに読める

← FitNs.を使うとどう変わるのか？詳しくは 裏面 へ

すべての医療従事者を応援します

メディカ出版

FitNs.を利用すると、どう変わる?

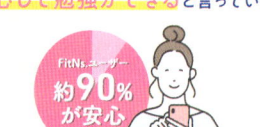

※FitNs.利用者における自社調べ(2022.5実施)

Before
FitNs.で得られるのと同じ情報を得るために…

- 書店では2週間以上
  書店に出向いていた時は2週間以上かかっていた人が **60%**!
- 図書館では1週間以上
  図書館に行っていた時は1週間以上かかっていた人が **63%**!
- 自宅の本棚は24時間以上
  自宅本棚から探していた時は24時間以上かかっていた人が **62%**!

After
キーワード検索で19の専門誌から一気に探せる!

FitNs.なら60分以内

1つの「知りたい」情報が発生してから、FitNs.ユーザーの90%が必要な情報を60分以内に見つけられ、そのうち30%は10分以内に見つけられると言っています。

実際に利用した方から実感の声!

FitNs.ユーザーの**70%以上**の人が調べもの学習の時間が**10分の1以下**になったと言っています。

※FitNs.利用者における自社調べ(2022.5実施)

すべて専門誌に掲載済みの記事だから内容も安心できて、きちんと勉強できます。
実際にFitNs.ユーザーの約**90%**の方が、**安心して勉強ができる**と言っています。

FitNs.ユーザー **約90%が安心**

※FitNs.利用者における自社調べ(2022.5実施)

なぜ3時間を10分にできるのか?
さらなる詳細はWEBで

すべての医療従事者を応援します

株式会社 メディカ出版

〒532-8588
大阪市淀川区宮原3-4-30 ニッセイ新大阪ビル16F

メディカ出版 フィットナス | 検索

研修医 肺動脈カテーテルだから、肺動脈圧、肺動脈楔入圧。あとは$S\bar{v}O_2$かな。末梢血管抵抗とかも測れましたっけ？

Dr.力丸 そうだね。スワンガンツ・カテーテルでなければ測れない項目は、恋引先生の挙げてくれた項目だね。末梢血管抵抗は、普通の動脈ラインの動脈圧波形解析でも測れるよ。

ナース $S\bar{v}O_2$って、末梢組織で酸素が消費された血液が心臓に戻ってきた最終地点のサチュレーションってことでいいんですか？

Dr.力丸 そのとおり！　だから、SpO_2と$S\bar{v}O_2$をモニタリングしておけば、その差が末梢で消費された酸素……ということになるんだ。**ショックだと、末梢組織が酸素が足りない状態なので、送り出す側のSpO_2は変わらないけれども、返ってくる側の$S\bar{v}O_2$が低下することになります。**

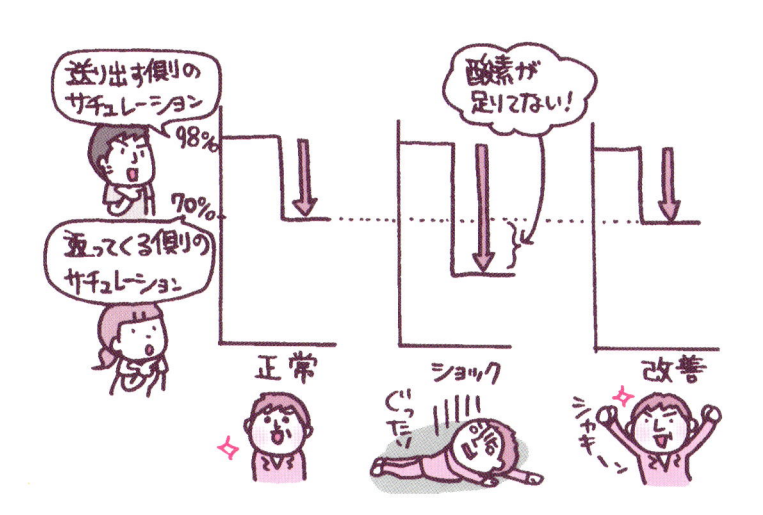

session 9 サチュレーションあれこれ

ナース ふうん。ショックなんて、血圧を見ればわかる気がしますけど……。

Dr.力丸 と、誤解されがちなんだけど、**ショックとは血圧が下がることで**

はないんだ。もちろん、血圧が下がってしまえば間違いなくショックなんだけれど、それ以前の状態でもショックであることは多いんだ。恋引先生、ショックって何でしたっけ？

研修医　ショックとは、末梢組織に必要な酸素が十分に供給できていないことであります！

Dr.力丸　例えば、脱水の患者さんがいたとします。ちょっと脱水だと喉(のど)が渇く程度、このときも末梢組織はふだんより多くの酸素を欲しているんだ。でも、この段階では頻脈や頻呼吸になって、酸素はちゃんと必要な量送り届けられているので、ショックとは呼びません。

ナース　頻脈になれば、それだけ心拍出量が増えて、届けられる酸素の量も増やせますもんね！

研修医　さらに脱水が進んで、酸素を十分に供給できなくなった段階でショック……ということですね。

Dr.力丸　そのとおり。でも、その段階でも血圧は保てているんだ。**ショックで血圧が低下してくるのは、循環障害の成れの果て……**。本当の終末像として血圧が下がってくることが知られています。これを低血圧性のショックと呼びます。そして、その前段階を代償性のショックと呼びます。

研修医　代償性ショックの時期がじつは長いってことですか？

Dr.力丸　そうなんだ。なにごとも、早期発見、早期治療の方がいいよね？だから、低血圧性のショックになる前に、代償性のショックの段階で見つけようってこと。

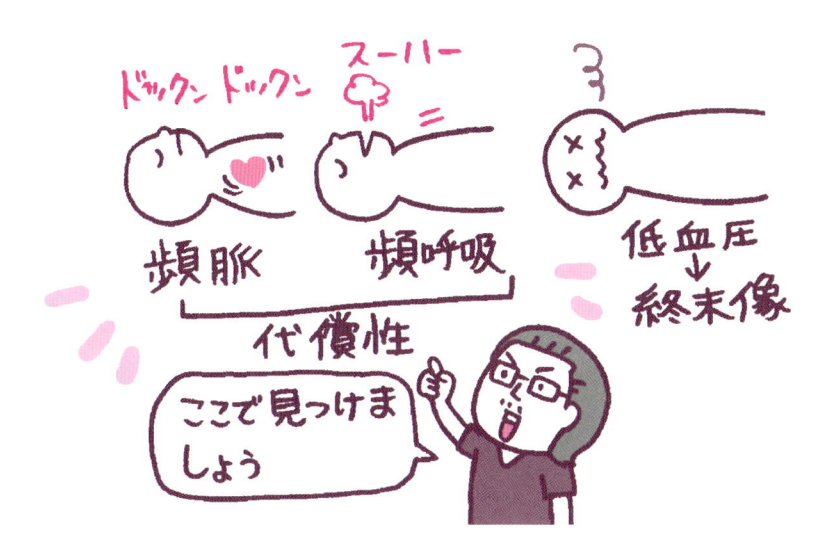

研修医　SvO_2をモニタリングしていると、血圧が下がる以前の代償性ショックを見抜けるってことなんですね。でも、血圧も下がっていないショックの患者さんにスワンガンツ・カテーテルを入れるなんて、ちょっとやり過ぎな気がしますけど。

ナース　確かに。さっき、力丸先生もエビデンス的にイマイチって言ってましたしね。

研修医　あ、わかった。だから、$ScvO_2$なんですね。

Dr.力丸　そのとおり。CV（中心静脈）だったら、より侵襲が少なく留置することができるでしょ。CVカテーテルの先端のサチュレーションが$ScvO_2$なんだ。肺動脈のサチュレーションに比べると、十分に静脈血が混ざり終わってない状況だけれども、ショック治療にはちゃんと使えることが示されています。

研修医 CVの先端だと、カテーテルを留置した位置によって値がずれそうですもんね。位置によっては上大静脈優位になっちゃいそうだし、大腿からのカテーテルだと下大静脈からの血液優位になりそうです。

Dr.力丸 そのとおり。この誤差についても研究がされていて、通常の$S\bar{v}O_2$は65％以上で、$ScvO_2$はそれよりも2〜3％低い。でも、ショック状態や低灌流の状態だと、$ScvO_2$は$S\bar{v}O_2$よりも5〜7％高くなることが知られているよ。

研修医 ということは、ショックで$ScvO_2$が下がっていれば$S\bar{v}O_2$はもっと下がっている可能性が高いということですね。だから、ショック治療に$ScvO_2$が使えると。

Dr.力丸 Great！

ナース 具体的には、どうやって使うんですか？ 測るタイミングとか、どうやって治療に活かすとか。

研修医 それなら、ちょっと知っています！ たしか、フローチャートみたいなのがありましたよね。EGDTでしたっけ？

Dr.力丸 さすが。Early Goal Directed Therapy、略してEGDTです。もともとは重症敗血症や敗血症性ショックの患者さんへの蘇生治療として知られたものですが、最近ではショック全般の管理コンセプトとして使えるとされています。ショック患者に対しては、まず輸液。輸液で血管内容量が保たれたのにもかかわらず血圧が低いようであれば、血管収縮薬を投与し、血圧が上昇したにもかかわらずショック状態が持続していれば、輸血や強心薬を使用するという流れです（図2）。

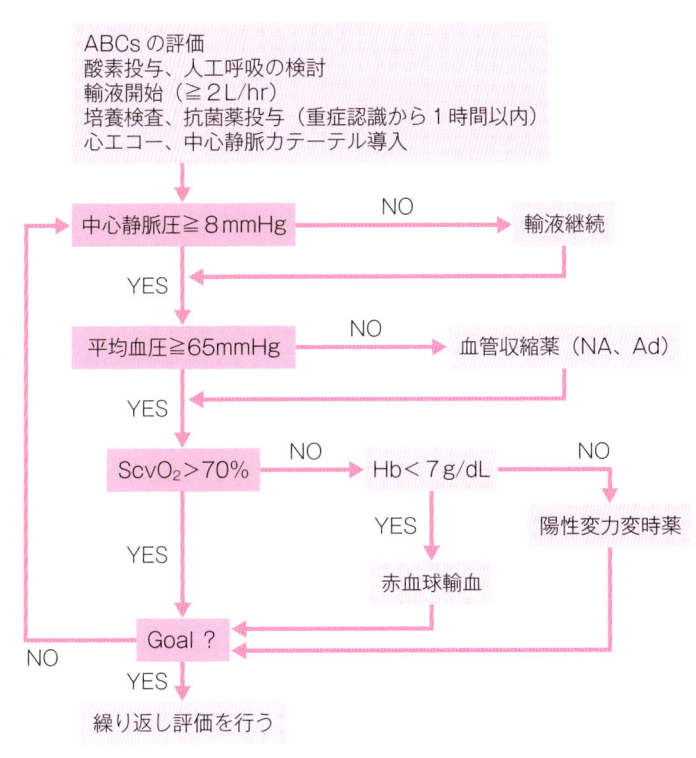

```
                    ABCsの評価
                    酸素投与、人工呼吸の検討
                    輸液開始（≧2L/hr）
                    培養検査、抗菌薬投与（重症認識から1時間以内）
                    心エコー、中心静脈カテーテル導入
                            ↓
              ┌─→ 中心静脈圧≧8mmHg ──NO──→ 輸液継続
              │         │ YES
              │         ↓
              │   平均血圧≧65mmHg ──NO──→ 血管収縮薬（NA、Ad）
              │         │ YES
              │         ↓
              │    ScvO₂>70% ──NO──→ Hb<7g/dL ──NO──→ 陽性変力変時薬
              │         │ YES          │ YES
              │         │              ↓
              │         │          赤血球輸血
              │         ↓
              └──── Goal？ ←─────────┘
                 NO  │ YES
                     ↓
                繰り返し評価を行う
```

図2 ● EGDTプロトコル

ナース 何となく、理にかなっている気はします。

研修医 "early"ですから、これを迅速に行うって感じでしたよね？

Dr.力丸 そう。この一連の流れを、**ショック認識後6時間以内**に行おうというものです。まず輸液負荷、次いで血管収縮薬、最後に必要であれば輸血・強心薬という一連の流れをパッケージの治療として提供することになります。

ナース 6時間以内っていうと、結構時間が足りないものですか？

研修医 これ、いつも通りにのんびりとしていたら絶対に間に合わないですよね。だって、敗血症だから、感染源も特定しなきゃいけないし、培養もとらなきゃいけない。CV入れて、必要なら挿管、動脈

ライン……。

ナース 　それぞれにインフォームドコンセントも必要ですしね。

Dr.力丸 　そう。だから、パッケージ治療として医療チーム全体で治療方針を把握し、一丸となってこの6時間を乗り越えなきゃいけないんだ。加えて、**抗菌薬は1時間以内に投与**……というのも大切だから押さえておいて。

ナース 　1時間なんて、下手すると待合室で過ぎちゃうかも……。

研修医 　だよね。

Dr.力丸 　まあ、大体の概念だけ押さえておいて。輸液は30mL/kgを2回程度まで繰り返すとか、血管収縮薬はアドレナリンもしくはノルアドレナリンを用いて、できればドパミンは使わない、とかいろいろと小ネタはあるんだけど、本題から外れるのでこのくらいにしておこう。

ナース 　そうそう、本題はサチュレーションでしたよね。あ、このフローチャート見ると、3段階目のところでScvO$_2$ってありますね！

研修医 　お、本当だ。血圧が上昇したにもかかわらず、ScvO$_2$が低くて、末梢組織がもっと酸素を欲していれば、ショック状態が持続していると考えろってことですね。

ナース 　その場合には、輸血か強心薬……。輸血は血液中に含まれるヘモグロビンを増やし、たくさん酸素を届けられるようにするってことですよね。強心薬は……。

研修医 　血液中に含まれる酸素含有量は変わらないけれども、心拍出量を増やして、末梢にもっと血液を届けることによって、トータルとしてもっと酸素を届けるってことですね！

ナース 　あ、私が言おうと思っていたのに！

Dr.力丸 　こうしてみると、なんか新しい管理のように感じるかもしれないけれど、治療とは逆向きに悪化していく場合を考えるとわかりやす

いよ。ショックの場合、血圧が下がるのはショックの成れの果てで終末像だってハナシはしたよね？

ナース　つまり、ショックでは最初は血圧は保たれるけど、このときにScvO$_2$は低下している、悪化するといつか血圧が下がって低血圧性のショックになるってことですよね。

Dr.力丸　お、理解してくれたみたいだね。血圧が下がっていなくてもショックである可能性は十分にありえる、そのときにScvO$_2$（が測れるシチュエーションにあれば）は鋭敏に反応し低下しているってことだね。

研修医　なんか、楽しくなってきた。早くScvO$_2$見てみたいな。

このsessionのポイント

- サチュレーション（酸素飽和度）は、SaO$_2$、SpO$_2$、S$\bar{v}$O$_2$、ScvO$_2$などたくさんある。
- 血液（酸素）を送り出す側のSaO$_2$・SpO$_2$と、全身から返ってくるS$\bar{v}$O$_2$・ScvO$_2$を見ると、末梢組織での酸素消費量がわかる。

ヤバそうなんで、ちょっと右にずれてもらっていいですか？

じつは、酸素解離曲線って右に左に移動するんです。2,3-GDPの増加、高体温、アシデミア、CO_2増加で右に、反対の病態で左方移動します。呼吸療法認定士の試験でも頻出の問題ですが、特に右方移動の持つ意味合いについて理解しておきましょう。

重症患者では、アシデミア、高CO_2血症となることが多いものですが、これにより酸素解離曲線は右に移動します。図の標準酸素解離曲線と右方移動時を比較してみましょう。動脈血でPaO_2が100mmHg、静脈血でPvO_2が40mmHgとして、酸素飽和度を比較してみます。標準酸素解離曲線では、それぞれ酸素飽和度は約98％、75％となります。つまり、その差の23％が末梢組織で消費した酸素……ということになります。一方の右方移動を見てみましょう。単純に曲線を右にずらしてみただけの図です。右に少しずれたために、酸素飽和度は動脈血で95％、静脈血（PvO_2 40mmHg）で60％に低下しています。その差を見てみると、35％。ほんの少し曲線が右方移動しただけで、末梢組織での酸素消費が増加していることがわかります。つまり、末梢でたくさん酸素を消費できるということです。

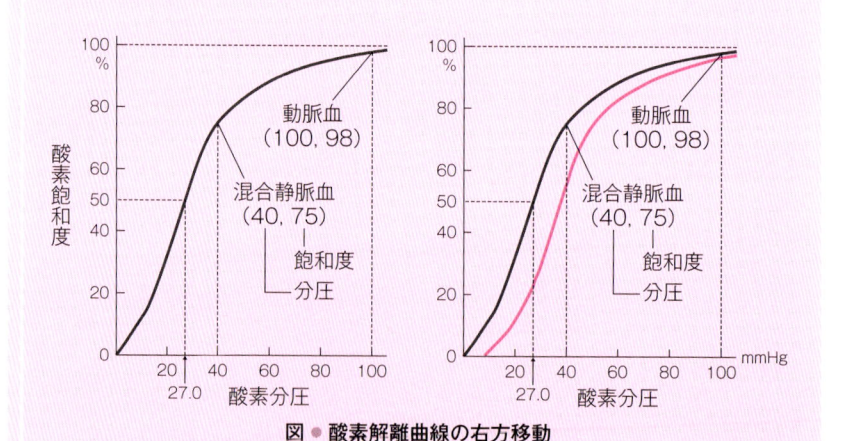

図 ● 酸素解離曲線の右方移動

右方移動で押さえておくべきポイントは、重症病態では、酸素解離曲線が右方移動し、末梢で酸素をたくさん離しやすくなること。右方移動によって少ない酸素でより効率的に生きていけるようになる、ということです。人間のからだって不思議でしょ。

P₅₀（ピー・フィフティー） column

　知っておく必要は全くない、著者がただ単に知識をひけらかしたいだけの項目です。評判がいいから、試しに本を読んでみたけど全く得た知識がなかった……なんて不満を持つ人がいないように、誰も知らなそうな項目を選んでみました。
　P_{50}は、サチュレーションが50％のときの、PaO_2の値です。酸素解離曲線が右方もしくは左方に移動しているかどうかの判断に用います。P_{50}が正常値である27mmHgよりも上昇していれば、酸素解離曲線が右方移動していることを指し、P_{50}が正常値から低下していれば、酸素解離曲線は左方移動していることがわかります。
　どうです？　あまりいらない知識でしょ？？

session 10 静脈血ガスのススメ

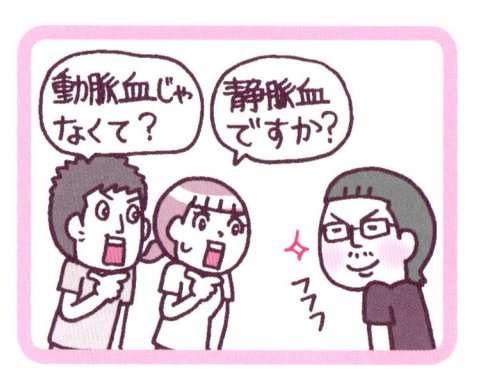

　このセッションでは、静脈血ガス分析の有用性について述べてみたいと思います。動脈血を取ろうと思ったら、うまくいかずに静脈血になっちゃった。データは大丈夫そうだから、まあいいか。……などという消極的なものではなく、もっと静脈血ガスを活用しよう！　という積極的なお勧めです。血ガス検査結果、特に**酸塩基平衡は恒常性（ホメオスターシス）を見てとれる検査**であり、本来であれば通常の一般採血に加えてしかるべき項目のハズです。でも、来る人来る人に動脈血採血なんてした日には、「あそこの病院に行くと特別痛い採血をされる」なんて悪評が広まってしまうかも……。

Dr.カ丸の血ガストーク⑩

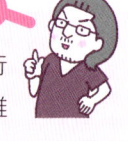

　血ガス検査は基本的には動脈血で行う検査であり、動脈血で行うがゆえに、酸素化、換気、酸塩基平衡といった重要な項目を誰でも気軽に評価することができます。

　酸素化はPaO_2で評価をしますが、この点はほぼすべての医療者が対応できることでしょう。もちろん、PaO_2が低ければ酸素投与などを行うわけです。注意点としては、投与している酸素濃度に注意し、必要であれば積極的に陽圧（PEEP）をかけましょう……ということは前作『世界でいちばん愉快に人工呼吸管理がわかる本』でお話をさせていただきました。

　換気については$PaCO_2$で評価をします。$PaCO_2$は呼吸回数と一回換気量で調節をしますが、$PaCO_2$は必ずしも正常値にしてはいけないという注意点がありました。

酸塩基平衡については、今までは少し抵抗感があったかもしれませんが、ここまでのセッションを読んでいただけた方であれば、だいぶ親近感が出てきたのではないでしょうか。

　……という、ここまでの流れを理解した上で、このセッションでは"静脈血ガスの有用性"について考えてみたいと思います。僕の見解としては、日本で静脈血ガスが普及することによって、酸塩基平衡への理解が深まり、重篤な病態の見逃しを防いだり、隠れた異常を早期に発見したりすることができるようになると思っています。もちろん、静脈血ガスで何らかの異常を認めた場合には、動脈血ガスを取り直すことを考慮します。残念ながら、検査結果の"質"という観点において、静脈血ガスが動脈血ガスよりも勝っている点はほとんどありません。ですが、簡便性、敷居の低さに関しては静脈血ガスに明らかに軍配が上がります。注意点さえ押さえてしまえば、静脈血ガスは皆さんの日常臨床の質を格段に上げてくれることでしょう。

静脈血ガスの注意点
- 酸素化は評価不能（SpO_2と酸素投与条件で評価すること！）
- 換気の間接的評価は可能（一般的に、$PvCO_2 > PaCO_2$）
- 酸塩基平衡異常の推測は十分に可能

　一つずつ説明していきましょう。

　酸素化については、SpO_2が測定できないなどの特殊な場合を除いて、PaO_2での評価は不要なことが多いものです。SpO_2は日常的によく見られていますので、酸素投与条件と合わせて評価をすれば十分な酸素化の評価が可能となります（→p.16〜、セッション2「まずは、酸素化を評価しよう」参照）。特に、動脈血ガスによるPaO_2が横断的な評価に限られてしまうのに比べて、SpO_2であれば継時的にモニタリングすることができます。ということで、PaO_2に頼らなくとも、SpO_2での評価で十分そうです。

session 10 静脈血ガスのススメ

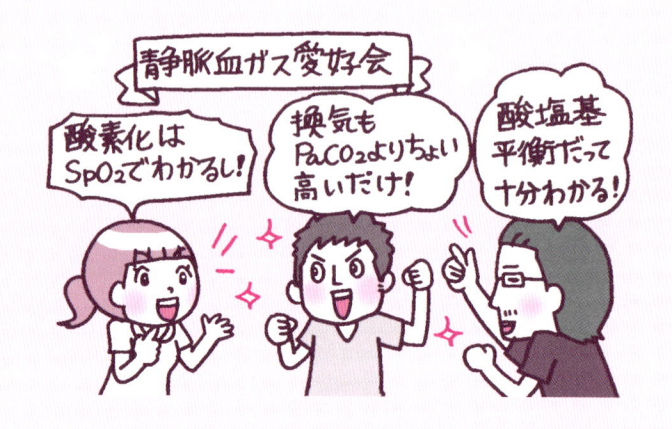

換気に関して、**一般的にPvCO₂はPaCO₂よりも高い**という特徴があります。この特徴を押さえておけば、静脈血ガスでの高CO₂を除外することができます。静脈血ガスでPvCO₂が45mmHgであったとすると、PaCO₂はそれ以下であり、つまりCO₂貯留はなさそう……ということがいえるわけです。もちろん、PaCO₂貯留が強く疑われる場合には、最初から動脈血ガスでの評価が有用なことは言うまでもありません。何となく、静脈血での換気評価が限局的で有用性が低いように感じてしまうかもしれませんが、この高CO₂血症を除外できるということが、じつは臨床においては非常に重要なカギとなるのです。

　換気の異常にはCO₂が高い場合と低い場合がありますが、臨床において特に重要なことは、「高CO₂に対して、CO₂を下げるために人工呼吸（≒気管挿管）が必要かどうか」ということです。脳圧管理のためにCO₂を低く保つ必要がある……場合や、ショック患者でCO₂が低く保たれていることの確認が必要……などの非常に限られた状況では低CO₂の確認が必要ですが、これらの場合には普通は動脈血ガスをルーチンに評価することでしょう。つまり、静脈血ガスでCO₂貯留がない⇒高CO₂血症がなさそう⇒切迫した人工呼吸の必要性はなさそう、と判断することができるのです。皆さんの働く環境にもよるかもしれませんが、気管挿管を要する

人とそうでない患者さん、普通はどちらが多いものでしょうか？　CO_2 貯留がない（＝切迫した人工呼吸の必要性はない）と判断できることに有用性は大きそうです。

　実は、静脈血ガスについては有名な医学雑誌でも最近のトピックとなっており、酸塩基平衡は静脈血でもおおむね評価が可能ということが知られています。代謝性アシドーシスの患者さんの血ガスは、動脈血でも、静脈血でも、代謝性アシドーシスになります。代謝性アシドーシスの患者さんが、静脈血だと代謝性アルカローシスになってしまったり、その逆だったり……というような、病態がコロコロと変わってしまうことはありません。換気と酸塩基平衡のスクリーニング検査として静脈血ガスを積極的に使うことにより、酸塩基平衡がより身近になることでしょう。もちろん、動脈血ガスを取らねばならない患者さんを見逃す可能性も低くなります。

研修医　静脈血でガス分析が見られたら、酸塩基平衡ってもっと身近になりますね！

ナース　私、以前に働いていた病院ではあまり静脈血のガスってとっていなかったんですよね。動脈血採血でうまくいかなくて静脈血になっちゃった場合でも、必ず動脈から取り直していましたもん。

研修医　確かに、動脈血採血で静脈に当たっちゃった場合って困りますよね。意識レベルのいい患者さんだったら、うまくいかなかったこと丸わかりですもんね。看護師さんたちが、気を利かせてくれて小声で「ブイ（静脈血）です」って教えてくれても、雰囲気で悟られちゃう。

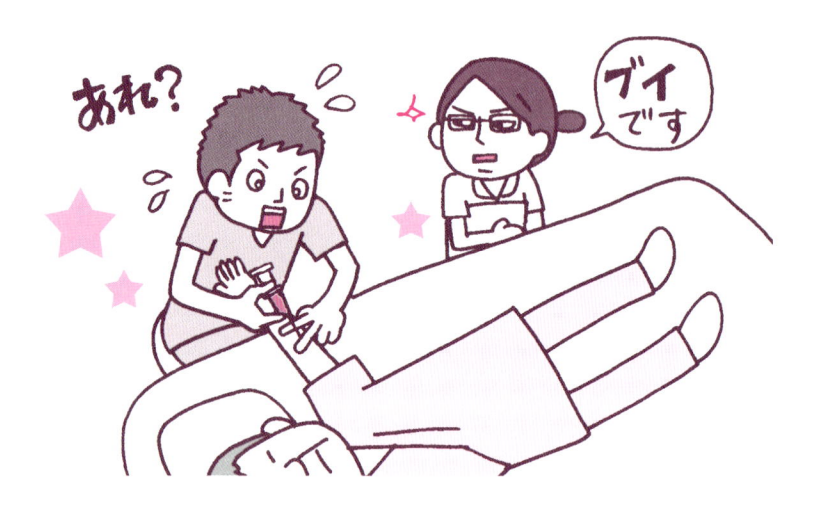

ナース　でも、目的によっては、静脈血でもOKってこともあるってことですよね。

Dr.力丸　そうだね。酸素投与条件と現在のサチュレーションがわかっているのであれば、積極的に動脈血で酸素化を評価する必要性はあまりなさそうだよね。あとは、換気と酸塩基平衡の評価だけど、静脈で大丈夫っていうシチュエーションも多いよ。

研修医　$PvCO_2$ が正常値なら、$PaCO_2$ も正常値の可能性が高いってことでしたよね。

ナース　$PvCO_2$ が高かった場合はどうすればよいのですか？

Dr.力丸　そのときは、静脈血でよいのでまずは酸塩基平衡を見てみよう。pHが維持できずアシドーシスが著しいようであれば……、

研修医　気管挿管であります！

Dr.力丸　そうだよね。挿管すると決めたのであれば、挿管後に血ガスを再検するだろうから、現時点での再検は不要ということになる。

ナース　もし、pHが維持されていた場合は？

研修医　その場合は動脈血を再検する必要がありますよね??

Dr.力丸　そうかもね。でも、pHが維持できている程度の異常であれば、現時点で追加再検せずに、少し時間をおいてから再検でもいいんじゃない？　一定時間のモニタリングもできることになるし。

ナース　たしかに。自信満々でそう言われると、何か静脈採血になったとしても、結果オーライでむしろ痛みが少なくてよかったですねって言いたくなります！

Dr.力丸　そうかもね。ちなみに、動脈血採血時の痛みは事前に氷嚢で3分間冷やすと痛みが軽減するってエビデンスがあるよ。

ナース　へー。

研修医　酸塩基平衡についてはどうですか？

Dr.力丸　動脈血ガスに比べると、**静脈血ガスではpHはやや低く（0.03程度低い）、HCO_3^-はごくわずかに高い**ことが知られている。つまり、酸塩基平衡はあまり著変はなさそうってことだね。

ナース　静脈血ガスって、結構使えるんですね。

研修医　静脈血でいいなら、どんどん検査のオーダーできますよね。普段の採血で1ccくらい多く取って、血ガスをクリックするだけだし、患者さんからの同意も得られやすいです。

ナース　私、じつは今日の勉強で血ガスに目覚めちゃったんですよね。あの患者さんの血ガスも見てみたいし、あの患者さんも……。動脈血の血ガスだと担当の先生にお願いしても取ってくれないだろうと思っていたんですけど、静脈血ならOKしてもらえそう！

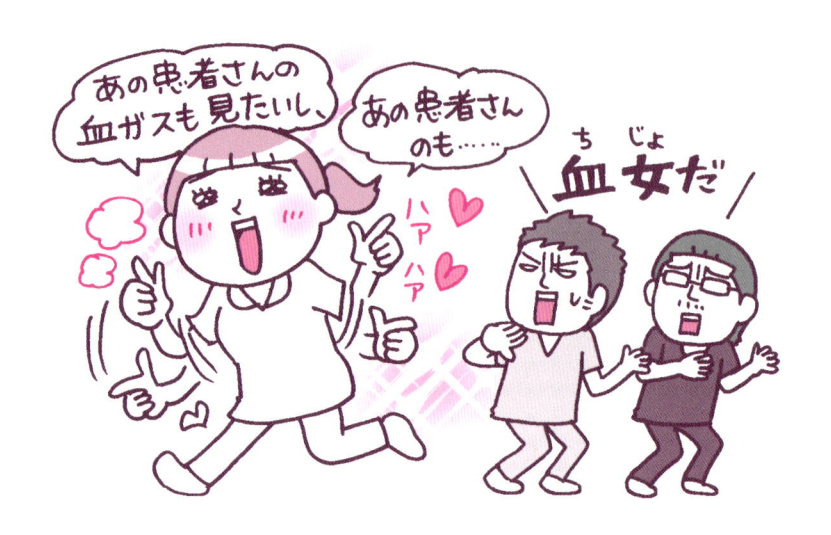

Dr.力丸　静脈血なら取ってみようかな……をとっかかりに、もっと血ガスを身近に感じてほしいと思っています。人体の恒常性を見るための酸塩基平衡ですから、理想的には、普段の採血のNa、K、Clに次いでpH、HCO_3^-と続いてくれるといいなーと思っています。臨床現場で、何となくおかしい、帰宅させるには一抹の不安が残る……そんな患者さんっていない？

研修医　います！　上級医の了解をもらったけれども、何となく不安な患者さんっていますよね。

ナース　何かがおかしいんだけど、患者さんも私たち看護師もうまく伝えられない、帰宅させたら悪化して救急車で運ばれてきそうな患者さんっていますよね。

Dr.力丸　そんな患者さんの静脈血ガスをとっていたら、実は代謝性アシドーシスが潜んでいたり、乳酸値が高かったり、血糖やヘモグロビンが低かったり……帰してはいけない患者さんの見逃しも大幅に減ると思うんだ。臨床現場のスタッフの「何かおかしい」はたぶん、何

か異常が潜んでいる……と考えるべきだね。そして、うまくそれが表現できないのであれば、血ガスの力を借りてみよう。

実は……の異常に気づけることも多いからね。

> **このsessionのポイント**
> - 静脈血ガスで酸塩基平衡異常を気軽にスクリーニング！ 酸塩基平衡に慣れ親しもう!!
> - ふだんのプラクティスに、静脈血ガスをチェックするだけで、ヤバい患者さんを見逃さなくなります。

アシデミアでは、ふつうカリウムは高値である　column

　pHとカリウム（K^+）の間には、「pHが0.1低下するごとに、K^+は0.5上昇する」という関係があります。正常値のpH 7.40でK^+が4.0だとすると、pH7.0ではK^+は6.0に、pH 7.50では3.5……ということになります。「アシデミアでは高カリウム血症になる（ふつう、そうなる）」と覚えましょう。逆に言うと、アシデミアにもかかわらずに、低カリウム血症であったり、カリウム値が正常であったりする場合には注意が必要です。病態が改善してアシデミアが改善すると、カリウム値は低下し、ときに心室細動などの不整脈を引き起こすことがあります。

　原因不明の心肺停止状態から蘇生した場合では、この点に注意が必要です。じつは低カリウム血症による心室細動で心肺停止だった……なんてこともあるわけです。せっかく蘇生には成功したのに、また低カリウム血症にして心室細動……なんてことがないように注意してあげてください。

小児、妊産婦

　小児、妊産婦では、とりあえずのスクリーニングとして、静脈血でもよいので血ガスを確認するようにしましょう。小児は、十分に症状を訴えることができないことが多く、また身体所見も出にくいことが知られています。このような特殊性のなかで、重症病態を見逃さずに診療していくためにも、酸塩基平衡と換気のスクリーニングとして、ふだんの採血に血ガスを加えることが有用です。

　一方の妊産婦ですが、絶対に重症化させない、急変を防ぐ、何が何でも救命しなくてはならない……という点においては小児同様、ときにそれ以上の至上命題となります。妊婦で酸塩基平衡がくるっている場合は緊急事態です。速やかに介入しないと、児への影響は避けられません。妊婦では、ホルモンの影響などから、生理的に過換気となることが知られています。つまり、**妊婦は過換気、低CO_2血症でナンボ**……ということです。管理上の$PaCO_2$の目標値は30〜32mmHgとされています。**妊婦の血ガスでは、$PaCO_2$が健常人の正常値である40mmHgでも超緊急事態**……ということです。ちなみに、酸素化は通常どおりの普遍的対応でOKです。決して低酸素血症にしないように管理しましょう。

　また、妊娠後期の妊婦では、生理的に循環血液量が増加していることもあり、多少の出血では血圧は低下しません。この点には十分に留意する必要があり、妊婦の出血では血圧が低下する前に、早急に把握し介入しなくてはなりません。血圧が下がってからでは遅いのです。一方で妊婦は非妊婦でも起こりうる外傷に加えて、胎盤早期剥離、前置胎盤、子宮内出血など……出血のリスクのかたまりともいえます。小児同様に血ガスをうまく使いこなすことの有用性は大きそうです。Hbも一緒にチェックできますしね。

EX シチュエーションあれこれ

①透析室

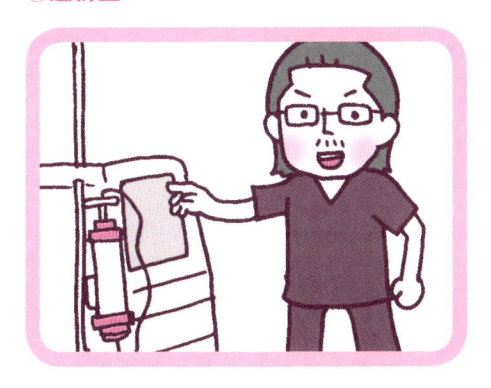

　透析室は、血ガスが多用され、有用性の大きいシチュエーションのひとつです。患者数の最も多い、慢性腎不全の維持透析患者さんを例に考えてみましょう。

　慢性腎不全の患者さんですから、腎不全症状として、尿毒症、高カリウム血症、酸塩基平衡異常（代謝性アシドーシス）などが日常的に発生します。このような患者さんに対して、血ガスはどのように役立つのでしょうか。透析の主な役割は、電解質の補正、重炭酸の補充による酸塩基平衡の是正、除水による水分バランスの改善、です。中央検査部門での生化学検査に比べて高カリウム血症を迅速に把握することもできれば、血管内脱水のサインを乳酸値などで得ることもできます。ですが、最も有用性が高いのはおそらく、酸塩基平衡異常の把握です。

　腎臓は肺とともに酸塩基平衡をつかさどる臓器ですから、腎不全では当然のごとく酸塩基平衡異常が生じます（基本的には、代謝性アシドーシス）。腎不全による代謝性アシドーシスの患者さんは、透析によって代謝性アシドーシスが改善します。電解質、水分バランスも是正されます。透析患者さんに対しては、適時血ガスでの評価が有用となりますが、血ガスをとるタイミングはそれぞれです。透析前のいちばん悪いデータを評価しておこう……ということもあれば、透析後で最もよいデータをモニタリングすることもあるでしょう。透析中は、回路内からの採血が可能であり、血ガスへの敷居も低

いものです。ぜひとも積極的に酸塩基平衡を評価するクセをつけましょう。

　ちなみに、透析によって代謝性アシドーシスが改善すると、代償機構であったPaCO$_2$の低下も不要となり、PaCO$_2$は上昇します（正常値に近づきます）。呼吸数も、透析前の頻呼吸から低下し、健常な落ち着いた呼吸に代わってくるはずです。つまり、**透析前後の呼吸数は、頻呼吸から始まり次第に低下してくるはず**なのです。透析後に呼吸回数の改善がない、あるいは頻呼吸となっている場合には必ず評価を行う必要があります。ドライウェイト（透析後の目標体重）がきびしめの設定で除水がきつすぎる（＝血管内脱水）の場合もあれば、無症候性の急性心筋梗塞などを発症していることもあります。透析患者さんは、糖尿病などによる神経障害を有していることが多いですよね。ふつうの患者さんに比べて、症状が出にくいからこそ、呼吸数などの無意識の他覚的所見を重視することが大切です。

「透析後に呼吸が落ちついていなければ、合併症を生じたと考えろ！」

②救急部門

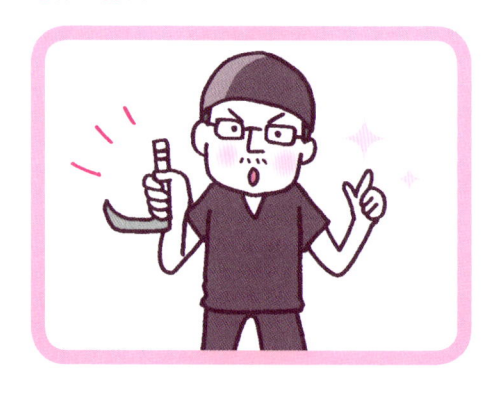

　救急室、救急外来、……こりゃまた血ガスが有用なシチュエーションになります。救急室であっても、数分、数秒を争っての本当に緊急対応が必要な状況は非常に限られています。特に、気道緊急（困難気道；緊急で気管挿管が必要だけれども、気管挿管自体が困難な場合）、呼吸不全に対する気管挿管＆人工呼吸、ショック、不整脈などが重要です。

　気道緊急に関しては、基本はフィジカルを中心に評価・介入を行うため、

血ガスの出る幕はあまりありません。

　呼吸不全に関しては酸素化・換気とガス交換の評価を行いますが、特に意図的に換気に注意を払うことがポイントです（つまり、血ガスが必要）。ショックでは代謝性アシドーシスを呈します。特に血圧が下がってはいないけれどもショック……という代償性ショック（非低血圧性ショック、プレショックなどともいわれます）に注意が必要です。ほどなく急変する可能性も高いですし、急変する前に原因の検索を行う必要があります。

　不整脈に関しては、特に高カリウム血症に注意が必要です。高カリウム血症に特有の心電図変化を認めることもあれば、すでに判別不能な超緊急性の不整脈になっていることもあります。このような状況では、中央検査部門の電解質検査結果を待っている余裕はありませんので、見切り発車で治療を始めつつ、適時血ガスで修正、（予測に対する）背中の後押しをしてもらう必要があります。

　セッション10「静脈血ガスのススメ」（→p.106〜）で述べたとおり、大丈夫そうだけれども（例えば救急室から帰宅させられそうだけれども）、一抹の不安が残る……そんなシチュエーションでの見逃しを防ぐためにも血ガスを多用してもらえるとよいと思います。

呼吸がおかしい　→血ガス（特に換気に注意を払う！）
ショック　→代謝性アシドーシス、乳酸のチェック
高カリウム血症　→治療は血ガス結果で開始
何かおかしい　→静脈血でもよいので酸塩基平衡のスクリーニング！

③ICU（人工呼吸器）

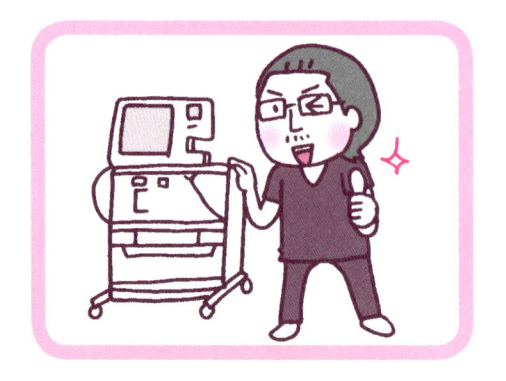

僕は生粋(きっすい)の集中治療医ですので、ICU、人工呼吸器にはとても思い入れがあります。"集中治療"というと、人工呼吸器がついたり、血液浄化療法（持続の透析）を行ったり、IABPやPCPSなどの体外循環がついたりと、カネもモノもヒトもつぎ込んでの集学的治療……と思われがちですが、決してそうではありません。**集中治療の根幹は問題解決と根本原因の除去**にあります。リストアップすれば30以上のプロブレムリストが挙がるであろう複雑な重症患者さん、問題点があまりにも重篤で乗り越えることがきわめて困難な患者さん……。このような患者さんに対して、複雑な問題点を解明し、根本原因を除去する。流動的に変化する優先順位に対して、適切な対症療法を行う。これこそが集中治療なのです。

　高度な医療機器を使いこなせるようになることも重要ですが、いかにそれらの侵襲的な医療機器を使わずにすませるかということが重要なのです。そして、一定確率で起きてくる合併症を早期に発見し、対処する。日々のルーチンワークを徹底し、**当たり前のことを、毎日キチンとやり続けることこそがICUの基本**であると思います。

　異常を早期発見するという点からも、酸塩基平衡の確認は欠かせません。少量の採血で電解質、乳酸値、血糖などもスクリーニングできる血ガスはとても重宝します。会話が困難だったり、意思疎通が取れない患者さんも多くいるので、ある程度の検査による他覚的情報に頼ることが有用です。ちなみに、ルーチンに動脈ラインを入れるか、ルーチンに血ガスをとるべきか（それによって患者さんの転帰が改善するか）どうかに関しては結論は出ていま

せん。ルーチンの胸部X線写真はあまり必要なさそうだ……ということはわかっています。

　人工呼吸管理中に動脈血ガスをとった場合、ぜひともその検査結果を人工呼吸器のアラームに反映させるようにしましょう。血ガスをとるときの、サチュレーションの値、人工呼吸器パラメーター（特に呼吸回数と分時換気量）は重要ですので必ず控えておきます。ちなみに、みなさんが熱心に記録している最高気道内圧は、それ自体にはあまり有用性はありません（前作『世界でいちばん愉快に人工呼吸管理がわかる本』参照）。血ガス結果が返ってきたら、この本に書かれているとおりに、落ち着いて評価を行いましょう。ポイントは、次の3つです。

① 酸素化に関して、サチュレーションとPaO_2の相関について確認をしておく
② $PaCO_2$値を分時換気量と呼吸回数のアラームに活かす
③ 酸塩基平衡などから、適切な$PaCO_2$レベルを探る

　このうち、②について補足説明をします。$PaCO_2$値と分時換気量は、逆相関の関係になることが知られています。分時換気量が倍になれば、$PaCO_2$は半減する、分時換気量が半減すれば$PaCO_2$は倍になる……というわけです。そうすると現在の$PaCO_2$値と分時換気量がわかっている状況で、目標とする$PaCO_2$値が決まれば、おのずと分時換気量が決まってくるというわけです。あとはその分時換気量と逆算した呼吸回数（呼吸回数＝分時換気量÷一回換気量）を人工呼吸器にセットすればよいのです。もしアラームが鳴ったときに血ガスをとってみれば、予想したとおりの$PaCO_2$になっていることでしょう。

　例えば……

現在のPaCO₂ 45mmHg、人工呼吸器の分時換気量8L/min。
PaCO₂が60mmHgになったら教えてほしい場合：
　　45×8＝60×？　　？＝6
→分時換気量のアラームを6L/minに設定。アラームが鳴れば、PaCO₂は60mmHg。

PaCO₂が30mmHgになったら教えてほしい場合：
　　45×8＝30×？　　？＝12
→分時換気量のアラームを12L/minに設定すればよい。

ということになるわけです。ちょっと面倒くさいけれども、かんたんでしょ？

　ちなみに、分時換気量は1分間のトータルの換気量なので、呼吸回数は分時換気量÷一回換気量となります。一回換気量が500mLの場合、上記の分時換気量では、6L/minで12回（6L/min÷0.5L）、12L/minで24回（12L/min÷0.5L）となります。実際には、死腔換気分の誤差が出ますが、臨床上はあまり問題にならずに使用できます。

ヤバい、アシドーシスだ！　メイロン、メイロン……　column

　なんて対応、結構臨床では見かけますよね。メイロン®とは、重炭酸ナトリウム（NaHCO₃）です。血液に入ると、ナトリウムと重炭酸になります。重炭酸が増えると、過剰なHCO_3^-を減らすために、酸塩基平衡の平衡式は、

$$H^+ + HCO_3^- \rightarrow CO_2 + H_2O$$

に傾きます。そのため、H^+が減り（＝アシデミアが改善される）、代わりにCO_2産生が増えることになります。このとき産生されたCO_2は、（呼吸状態が健常であれば）速やかに肺から排泄されます。呼吸機能が正常であれば、$PaCO_2$は上昇せずに、呼吸回数や一回換気量が増えて代償してくれます。

　つまり、メイロンを入れると、アシデミアが改善する代わりに、CO_2産生が増えるのです。呼吸機能の悪い人にメイロンを投与すると、増えたCO_2がうまく排泄できないため、病態はかえって悪化してしまう……ことになります。そのため、**メイロンは、呼吸性アシドーシス（CO_2貯留が主病態）には使用してはなりません**し、COPDなどの呼吸機能障害がある場合にはかなり慎重にならなくてはなりません。

　メイロンは前述のごとく、HCO_3^-の低下したアシデミア、つまり代謝性アシドーシスを改善させます。ですが、一律に投与することはエビデンス的に勧められていません。特に、心肺蘇生のガイドラインでは、**ルーチンで使用せず、限られたシチュエーションで使用するオプション治療**という位置づけになっています。メイロン投与により、相当量のナトリウム負荷になったり、血液中のアシドーシスは改善するけれども細胞内のアシドーシスは進行することが知られています。

　メイロン投与が許容されるシチュエーションは2つです。
　1つ目は、**低血圧性のショックで、アシデミアが強すぎてカテコラミンの効果が得られない場合**です。カテコラミン・レセプターは、アシデミアではその感度が著しく低下します。そのため、「血圧が低くアシデミアが改善しない→アシデミアのためカテコラミンが効かない→血圧が上昇しないのでさらにアシ

デミアは進行する」という悪循環に陥ってしまうことになるのです。この場合は、メイロンを少し投与してあげることによって、アシデミアが改善し、カテコラミンの効果が得られ、血圧は上昇しアシデミアが改善するという流れに乗ることができます。

２つ目は、**慢性の腎不全などで慢性的な重炭酸欠乏がある場合**です。この場合は、メイロン投与による合併症リスクも少なく、補充による代謝性アシドーシスの改善が期待できます。代謝性アシドーシスが改善すれば、不要な透析を防げるかもしれません。

また、メイロンは高カリウム血症の治療薬としても使用されます。ですが、**近年の研究によると、高カリウム血症に対するメイロンの投与は、効果が低く、また効果発現までの時間がかかることが指摘されています**。そのため、現在では多くの教科書などでファーストラインからは外れ、単剤では使用しないことが推奨されています。ちなみに、**高カリウム血症の治療は順番が大切**で、

①まずは不整脈予防のカルシウム

②細胞内のカリウムを押し込むGI（グルコース・インスリン）療法

③カリウムを対外に排泄する治療（透析、イオン交換樹脂、利尿薬など）

の順で治療を行います。メイロンは、細胞内にカリウムを押し込む、オプション治療に当たります。

アシデミアだからメイロン……などという安易な対応を取らないように気をつけましょう。

● 用語一覧

サチュレーション	酸素飽和度	[saturation of O_2]

※動脈血、中心静脈血、経皮的などさまざまなものがあるが（→p.94～、セッション8「サチュレーションあれこれ」参照）、現場での臨場感を再現するために本書では主にSpO_2を指すものとする。

A-aDO$_2$	肺胞気動脈血酸素分圧較差	[Alveolar-arterial oxygen difference]
AG	アニオンギャップ	[anion gap]
ARDS	急性呼吸窮迫症候群	[acute respiratory distress syndrome]
BE	ベースエクセス	[base excess]
CaO$_2$	動脈血酸素含量	[O_2 content in artery]
COPD	慢性閉塞性肺疾患	[chronic obstructive pulmonary disease]
CV	中心静脈	[central vein]
F$_I$O$_2$	吸入酸素濃度	[fraction of inspiratory O_2]
HCO$_3^-$	重炭酸	[bicarbonate]
NPPV	非侵襲的陽圧換気	[non-invasive positive pressure ventilation]
PaCO$_2$	動脈血二酸化炭素分圧	[partial pressure of CO_2 in artery]
P$_A$O$_2$	肺胞気酸素分圧	[partial pressure of O_2 in alveolar air]
PaO$_2$	動脈血酸素分圧	[partial pressure of O_2 in artery]
PEEP（ピープ）	呼気終末陽圧	[positive end-expiratory pressure]
P F比（ピーエフひ）	PaO$_2$/F$_I$O$_2$（動脈血酸素分圧/吸入酸素濃度）	
PvCO$_2$	静脈血二酸化炭素分圧	[partial pressure of CO_2 in vein]
PvO$_2$	静脈血酸素分圧	[partial pressure of O_2 in vein]
RQ	呼吸商	[respiratory quotient]
SaO$_2$	動脈血酸素飽和度	[saturation of O_2 in artery]
ScvO$_2$	中心静脈血酸素飽和度	[saturation of O_2 in central vein]
S$\bar{v}$O$_2$	混合静脈血酸素飽和度	[saturation of O_2 in mixed venous blood]

索引

●A〜Z

A-aDO$_2$…31
AG…86,92
ARDS…25,80
BE…93
CaO$_2$…30
CO$_2$ナルコーシス…26
COPD…73
EGDT…100
HCO$_3^-$…43
ICU…118
P$_{50}$…105
PaCO$_2$…33,41,71,119
　──の最適値…75
PaO$_2$…30
PF比…25
pH…41
PvCO$_2$…108
SaO$_2$…94
ScvO$_2$…94,99
SpO$_2$…18,94,107
S$\bar{v}$O$_2$…94,95

●あ行

アシデミア…41,113
アシドーシス…41,44,121
アセスメント…83
アニオンギャップ…86,92
アルカリ血症…41
アルカレミア…41
アルカローシス…41
Ⅰ型呼吸不全…16

一回換気量…33

●か行

過換気…87
拡散障害…19
カリウム…113
換気…10,33,108
　──管理…71
　──血流不均等…20
　──サポート…88
緩衝系…69
救急部門…116
急性呼吸窮迫症候群…25,80
経皮的酸素飽和度…94
血ガス判読の流れ…85
呼吸回数…33
呼吸商…81
呼吸性…42
　──アシドーシス…42,54,61
　──アルカローシス…64
　──の代償…55
呼吸不全…117
混合静脈血酸素飽和度…94
混合性アシドーシス…68
混合性病態…43

●さ行

サチュレーション…18,30,94
酸塩基平衡…10,39,109
　──障害…115
酸血症…41
酸素化…10,16,107
酸素解離曲線…104

酸素投与条件…23
酸素濃度…24
酸素飽和度…94
シャント…19
重炭酸…43
主病態への対応…83
小児…114
静脈血ガス…106
ショック…97,117
人工呼吸管理…78
人工呼吸器…118
頭蓋内圧…73
3ステップ法…40
スワンガンツ・カテーテル…95

● た行

代謝性…42
　——アシドーシス…52,63,73
　——アシドーシスの人工呼吸管理
　　　　　　　　　　　　…79
　——アルカローシス…66,74
　——の代償…55
代償…51
　——限界…58
　——性のショック…98
　——の予測式…58
中心静脈血酸素飽和度…94
低血圧性のショック…98
低酸素血症の原因…19
透析室…115
動脈血酸素含量…30
動脈血酸素飽和度…94

● な行

内呼吸と外呼吸…22
Ⅱ型呼吸不全…17
乳酸値…49
妊産婦…114

● は行

肺動脈カテーテル…97
肺胞低換気…31
頻呼吸…88
不整脈…117
分時換気量…119
ベースエクセス…56,93

● ま行

慢性Ⅱ型呼吸不全…27,78
慢性腎不全…115
慢性閉塞性肺疾患…73

● や行

4分割それぞれの原因…84
4分割表…41

● ら行

ラシックス®…74

●著者紹介

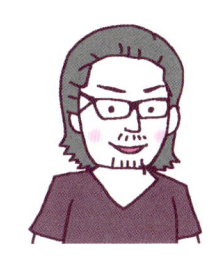

古川力丸 (こがわ りきまる)

日本大学医学部 救急医学系救急集中治療医学分野
医療法人弘仁会板倉病院 救急部部長

- ■ 専門：集中治療医学（特に人工呼吸管理）
- ■ 主な活動：
  - 米国集中治療医学会（SCCM）認定 FCCS インストラクター、ディレクター
  - 同 PFCCS インストラクター、ディレクター
  - 米国心臓病学会（AHA）認定 BLS インストラクター、PALS インストラクター
  - 人工呼吸管理について学べる DVD『ドクター力丸の人工呼吸管理のオキテ』（ケアネット、2012）、書籍『世界でいちばん愉快に人工呼吸管理がわかる本』（メディカ出版、2013）を出しています。
- ■ web 上の活動：
  - 人工呼吸関連を中心にブログ、YouTube にて啓蒙活動。ブログは毎日 200 人以上のアクセス。

  ブログ
  http://blogs.yahoo.co.jp/rikimaru1979
  YouTube
  http://www.youtube.com/user/rikimaru1979

世界でいちばん簡単に
血ガスがわかる、使いこなせる本
ーナース・研修医のための

2016年2月1日発行　第1版第1刷
2023年6月10日発行　第1版第10刷

　　著　者　古川 力丸

　　発行者　長谷川 翔

　　発行所　株式会社メディカ出版
　　　　　　〒532-8588
　　　　　　大阪市淀川区宮原3-4-30
　　　　　　ニッセイ新大阪ビル16F
　　　　　　http://www.medica.co.jp/
　　編集担当　山川賢治
　　装　幀　森本良成
　　本文イラスト　藤井昌子
　　印刷・製本　株式会社シナノ パブリッシング プレス

Ⓒ Rikimaru KOGAWA, 2016

本書の複製権・翻訳権・翻案権・上映権・譲渡権・公衆送信権
（送信可能化権を含む）は、（株）メディカ出版が保有します。

ISBN978-4-8404-5438-4　　Printed and bound in Japan

当社出版物に関する各種お問い合わせ先（受付時間：平日9：00～17：00）
●編集内容については、編集局 06-6398-5048
●ご注文・不良品（乱丁・落丁）については、お客様センター 0120-276-115